MANUAL DEL ORGASMO FEMENINO

Amándome a mí misma

Más que un libro esto es un camino, *el camino de tu vida*

de la nuestra y la de muchas mujeres que han vivido antes que nosotras

Sin respuestas exactas, esta es una **propuesta honesta**

para las mujeres que quieren y necesitan despertar lo que nos han quitado

Nuestra **SABIA Y PODEROSA SEXUALIDAD...**

Y para los **HOMBRES** que nos quieran acompañar

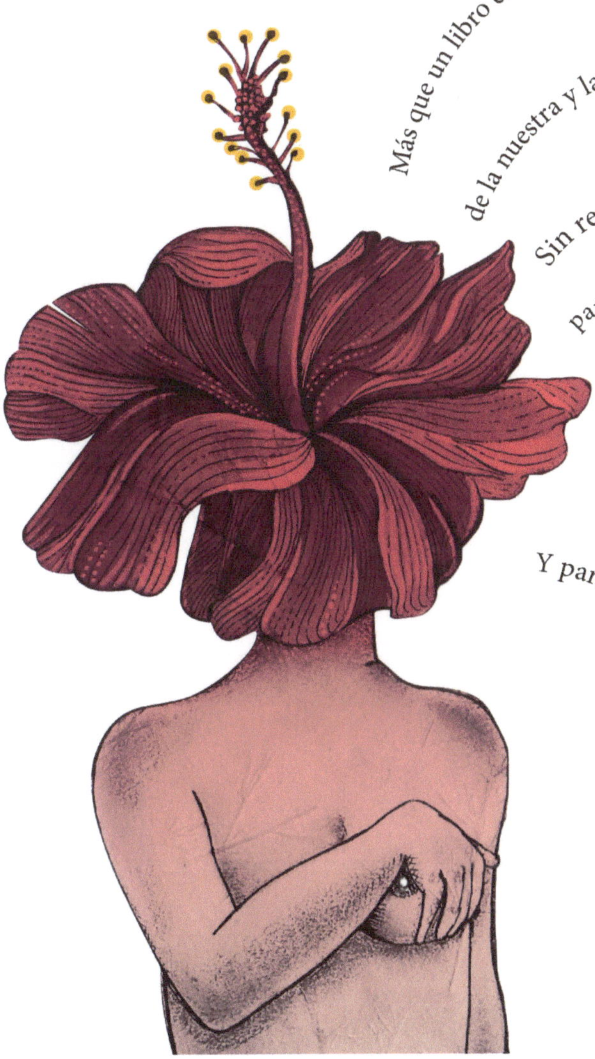

Manual del Orgasmo Femenino, amándome a mí misma,
título original de las autoras, fue escrito entre agosto y
diciembre del 2017.

Impreso en Captura Publicidad en enero del 2018 con un
tiraje de mil ejemplares.

Ilustraciones:
E. Hassel
Elvira Méndez
Mateo Alessandri
Malena Birk

Diagramación y diseño
Elvira Méndez
Gladys Lorena Ordoñez
Silvia Mansilla

Fotografía
Jean-Marc Vayssier
Emily Hassel
Silvia Mansilla
Julissa Contreras
Andrian Borda

Modelo de posturas
Anadya De Souza

Revisión de textos
Eynard W. de Conqueabur

Contactos:
elviramendez@gmail.com,
g.lorena10@gmail.com,
jmvayssier@gmail.com,
adrian.borda@gmail.com,
ventas@fotocaptura.com.gt
eynard58495@hotmail.com

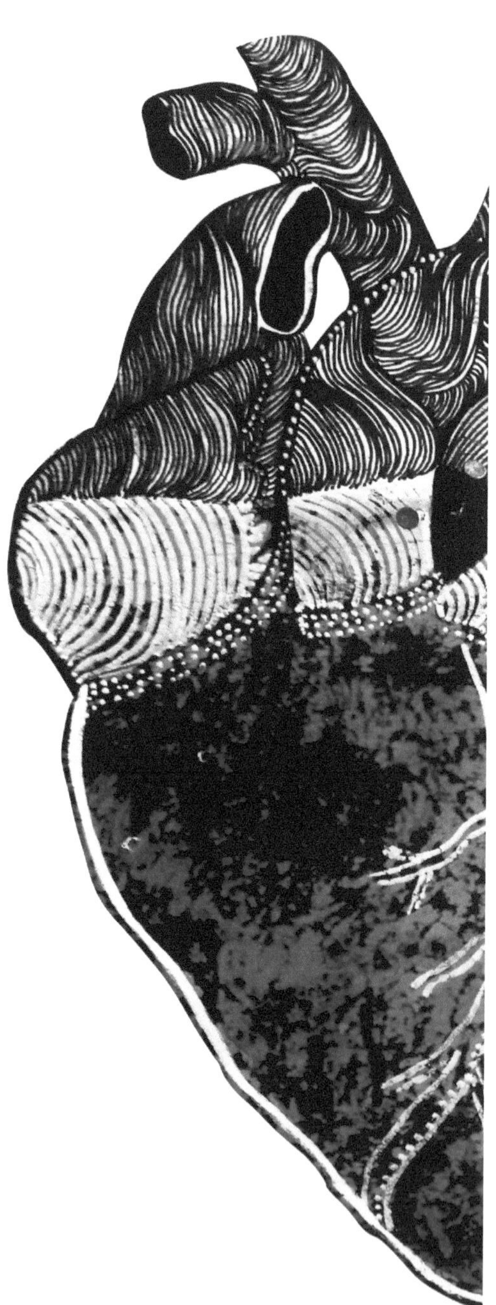

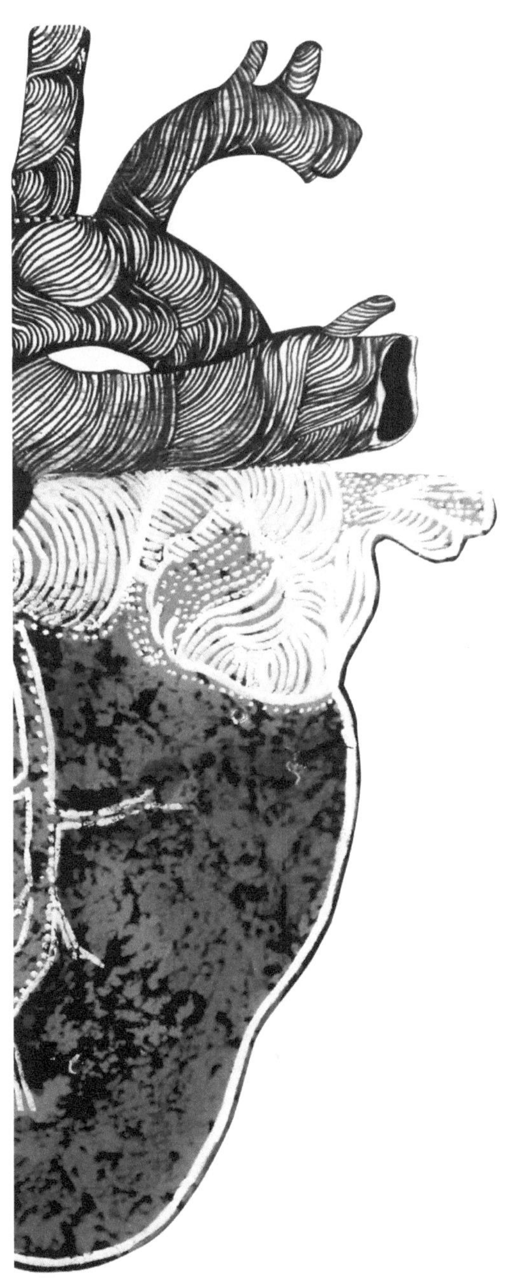

ÍNDICE

¿CÓMO LEER EL LIBRO?

Si buscas ejercicios prácticos ve a la página 45
Si quieres hacer el proceso atravesando los diferentes
cuerpos, léelo en orden.

"No permitas que el miedo decida por ti,
permite que sea el valor quien esté a cargo" Smm

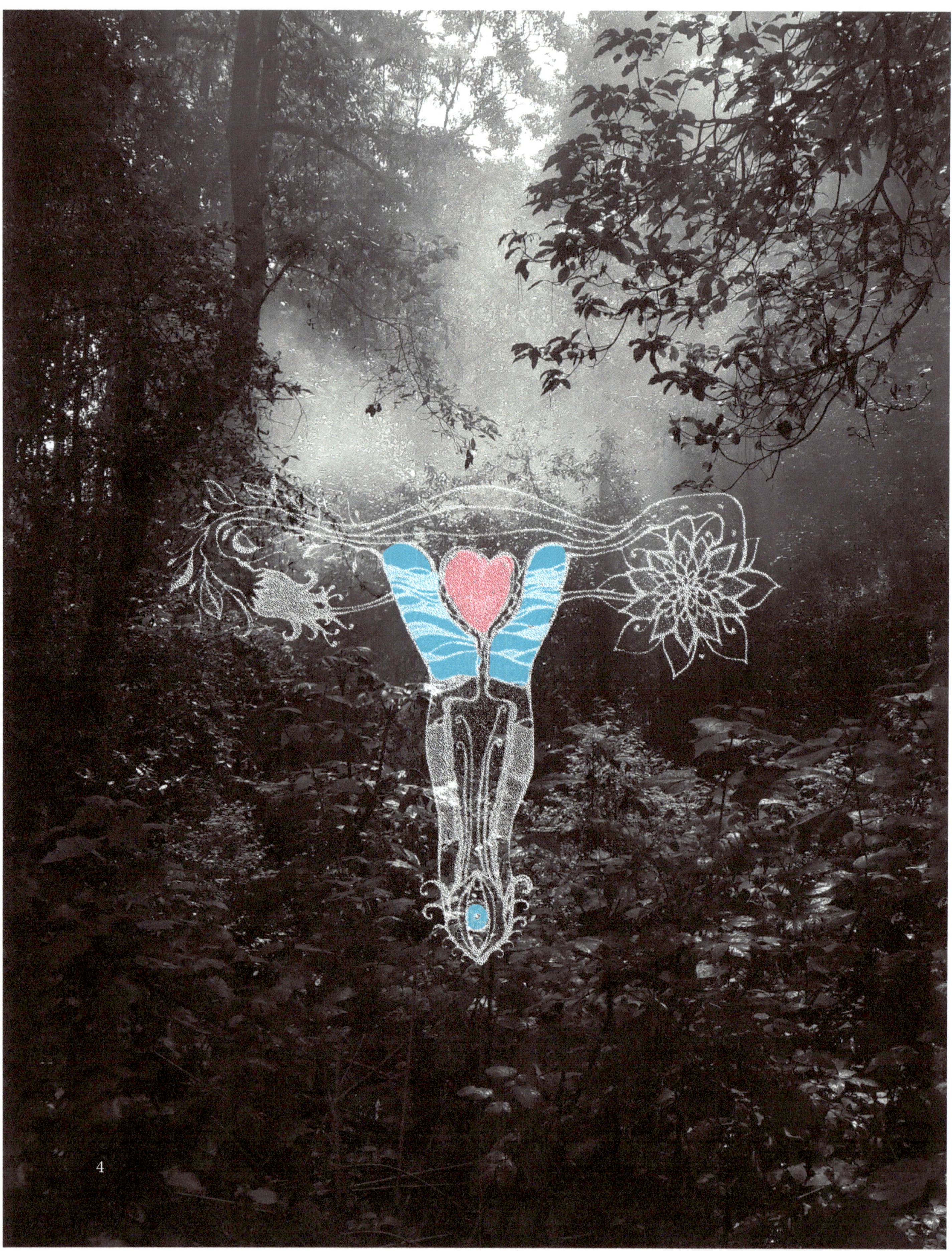

Introducción a dos voces (vaginas)

Yo, Silvia

El día de mi cumpleaños 45 empecé la menopausia (proceso que me encantó, pero esa es otra historia) y unos meses después llegué, aparte del proceso menopaúsico, a estar tan enferma que casi muero y en medio de un tsunami físico mi pareja me dejó. Sobrevivir y decidir quedarme en la tierra, viva y bien, fue una decisión consciente que me llevó a tomar medidas físicas y emocionales que más tarde me permitieron recuperarme plenamente.

Provocarme una serie de orgasmos en diferentes posiciones para llevar la energía a mis chacras (centros energéticos en el cuerpo) no era algo nuevo, hacerlo de una forma metódica como un sistema para reunificarme sí. Yo he venido experimentando con la autoestimulación desde que tengo 22 años, cuando por accidente, en un sauna, la descubrí. Puedo tener 28 orgasmos en 30 minutos, récord nunca superado. Aprendí que un orgasmo me destapa la nariz en medio de una congestión crónica por un ataque de alergia; o que luego de uno o dos orgasmos logro dormir como diosa y soñar con mundos emocionantes. Sabía desde hace años que un orgasmo producido, por mí y por otros, me energetiza y me hace sentir hermosa.

El orgasmo conmigo misma me llevó a hacer las paces con el abuso sexual sufrido en mi infancia.

Sí, ya hace mucho tiempo que sé respirar con la vagina y sé que es una manera de atraer lo que necesito... lo que no sabía es que los orgasmos también podían traerme de regreso a la vida y rejuvenecerme por lo menos cinco años.

Hasta el 2015 había sido una mujer siempre sana, activa y atractiva. De la noche a la mañana me enfrenté a perder eso que daba por hecho: salud, capacidad y belleza. En pocos meses me deslicé ladera abajo: perdí peso, entusiasmo por la vida, energía y sobre todo rumbo. En septiembre, antes de cumplir los 46 años estaba emocionalmente agotada de estar peleando con un cuerpo ansioso por deshacerse de mí y lanzarme al otro lado de la barda. Me sentía como una anciana y me veía cadavérica, Facebook lo acredita, bendito Face que nos manda recuerdos todos los días: el cabello se me quedaba en la mano cuando me bañaba y mi piel estaba a dos colores, pensé que como serpiente cambiaba de piel. Me mandaron a hacer exámenes para descartar que fuera cáncer o anemia crónica. Al final de muchas pruebas, los médicos dictaminaron dermatitis cenicienta, una enfermedad en la que te vuelves blanco justo como Michael Jackson lo dijo, y nadie le creyó. Lo cierto es que no saben por qué da ni cómo se cura. La gente me decía que era por mi vegetarianismo, otros que por mi estilo de vida de no parar nunca. Mientras la gente discutía el origen de las manchas que avanzaban y crecían...

... un horrible dolor que inició en mi espalda baja llegó a impedirme salir de la cama algunas mañanas. El calambre era tan intenso que solo mi preparación como maestra de yoga me ayudaba, luego de 20 minutos, a recuperar la elasticidad suficiente para ponerme de pie y medio cumplir con mis responsabilidades. Dejé de levantarme para despertar a mis hijas y verlas partir al colegio, mi humor era espantoso, gritaba más que nunca y mi ira iba en aumento. Entendí que me estaba muriendo cuando los problemas llegaron a mis pulmones que se cerraban para no dejarme ni dormir, ni comer, ni funcionar.

Toqué fondo una noche en que mi cuerpo, alma y mente discutían acaloradamente para decidir quién tomaba el control: mi cuerpo, con voz propia y recia, recriminaba a las otras por no dejarle jamás tomar decisiones; mi mente se defendía diciendo siempre haberlo escuchado (cualquier parecido entre marido y mujer fue pura coincidencia); y mi alma, tercera en disputa, exclamaba que si se marchaba el cuerpo sería un cascarón vacío sin manera de sentir o actuar. No tengo las palabras exactas para explicar la experiencia de dividirse en tres y a la vez ser un espectador consciente de la batalla y de la charla. Ya había amado, decía una parte de mí, ya había sembrado árboles, escrito libros, hecho música y salvado vidas, decía otra. Resentidas las tres, lo único en que estaban de acuerdo es que mis hijas adolescentes no parecían necesitarme. Así que una noche me preparé a morir... mi hija de 8 años se movió inquieta en la cama junto a mí, donde estaba yo sentada despidiéndome de la

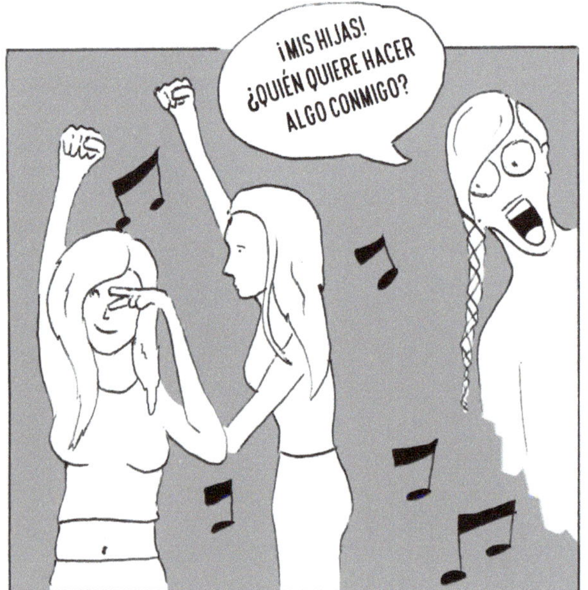

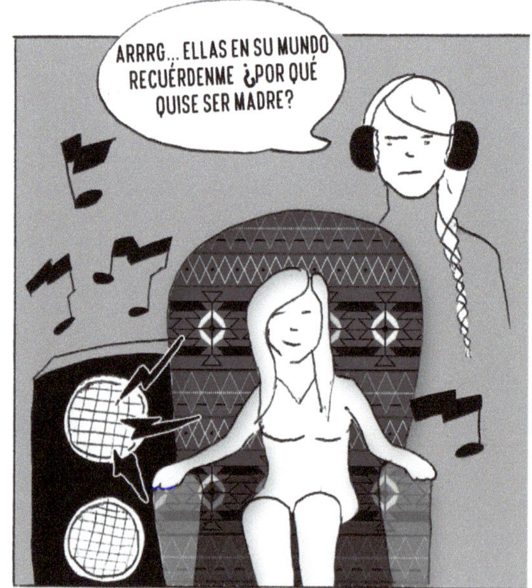

vida. La vi con tristeza, pensando que yo le haría falta aún algunos años, y fue allí justo allí donde la rabia se abrió como jaguar enfurecido desde el centro de mi pecho y nos dijo a todas esas partes divididas de mí misma: "nadie abandona este cuerpo ni esta vida". Salté como un resorte de la cama, salí al balcón desesperada intentando meter aire en mis pulmones, repitiéndome mentalmente varias veces que estoy decidida a vivir, estoy decidida a vivir, pero cómo, esa fue la gran pregunta, si al parecer mi cuerpo no quería o no podía respirar... Mojé mis dedos con saliva y metí la mano entre mis muslos hasta provocarme un orgasmo: me abrió los pulmones, respiré profundo decidida a vivir con determinación, y me provoqué otro orgasmo. Después de ese momento no paré hasta curarme.

Mi hija de ocho años fue el estímulo a vivir y mi órgano sexual femenino fue el instrumento y la medicina para sanarme completamente de cuerpo, mente y espíritu.

Yo, Lisa

Sexo, religión o política han sido siempre temas controversiales al momento de discutirlos y más en nuestra sociedad. Me considero una mujer inquieta que le gusta encontrar sus propias respuestas y cuestionar aquellas que la sociedad quiere imponer a través de la educación formal. Dicha inquietud me ha llevado a recorrer caminos diversos, dándome las herramientas necesarias para construir una vida plena, satisfactoria, enriquecedora, ayudándome a mantener mi estado de gratitud y de felicidad aún cuando los vientos de la incertidumbre han soplado fuerte. Mi intención al escribir este libro es el de compartir, no solo mi experiencia personal sino la de muchas mujeres que han pasado por mi consultorio y algunas otras que simplemente han surgido como una plática entre amigas, todas mujeres completas con grandes historias de crecimiento. Mi deseo al compartir dichas experiencias es la de poder aportar mi granito de arena, esperando que te sirva y que a través de estas líneas reconozcas el poder que la Divinidad te ha dado al haberte hecho mujer, poder que solo tú puedes manifestar.

Como coach y Ajq'ij, he tenido la oportunidad de acompañar a mujeres en su proceso de sanar problemas en su matrimonio. Muchos de ellos tienen que ver más con hijos y dinero, pero casi nadie expone su vida íntima como una situación a mejorar, ya que es más fácil hablar de los problemas monetarios, por ejemplo. Pero, y quiero recalcar el pero, muchos de los problemas de dinero, hijos, etc., tienen que ver más con nuestra satisfacción sexual. ¿Por qué? No estoy diciendo que tener buen sexo resuelva tus problemas, no, pero sí te convierte en una persona más relajada, más abierta, más feliz, más dispuesta no solo con tu pareja sino contigo misma y con el mundo entero. Es por esta razón, por las mujeres que empezaron a llegar a mi vida y que sin buscarlo ni ellas ni yo, me compartieron su vida íntima, dejándome saber que muchas de ellas que no se sentían satisfechas, descubriendo juntas los por qué y los cómo para mejorar sus relaciones.

Si me preguntas qué es el sexo para mí, te diría que es la manera que yo he encontrado para vaciarme y al mismo tiempo llenarme de amor, renovándome constantemente. Es tener la experiencia de dar y recibir cariño, ternura, amor, placer, erotismo y la mayor experiencia de complicidad y libertad, porque mi alma se expande al hacerlo con mi pareja que amo y sé que me ama, me permito ser vulnerable, frágil, protegida y amada. Soy del tipo de mujer, y como buena taurina, que le gusta el sentido de pertenencia, el compromiso, el respeto en el amor y en las relaciones.

Conocí a Silvia, y a pesar de tener historias y personalidades muy diferentes, coincidimos en muchas cosas como el amor por la vida, el mismo concepto de lo importante que es conocerse y disfrutarse en un encuentro íntimo con nuestra pareja o con nosotras mismas, del poder que tenemos las mujeres para manifestar, crear desde la vida misma hasta los sueños más imposibles, y el poder que tenemos de empoderar a otras mujeres. Como muchas cosas en la vida, esta idea de compartir nuestra experiencia nació de una plática profunda en la que las dos no entendíamos cómo era posible que muchas mujeres ¡no supieran qué es un orgasmo! Y menos de las propiedades curativas que tiene para sanar todo tu sistema, cuerpo, mente, corazón y espíritu. Espero que disfrutes la lectura y que te dé una perspectiva más amplia del sexo, el amor, el orgasmo y el autoconocimiento.

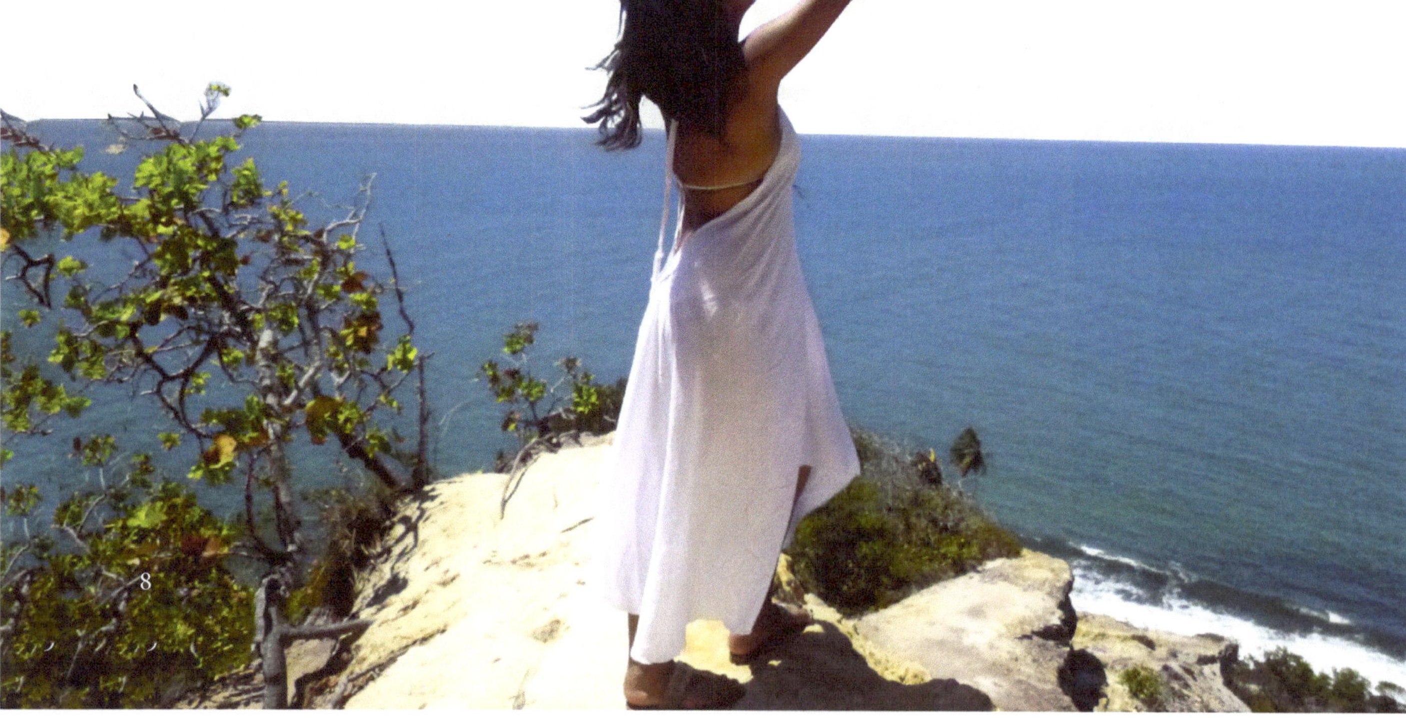

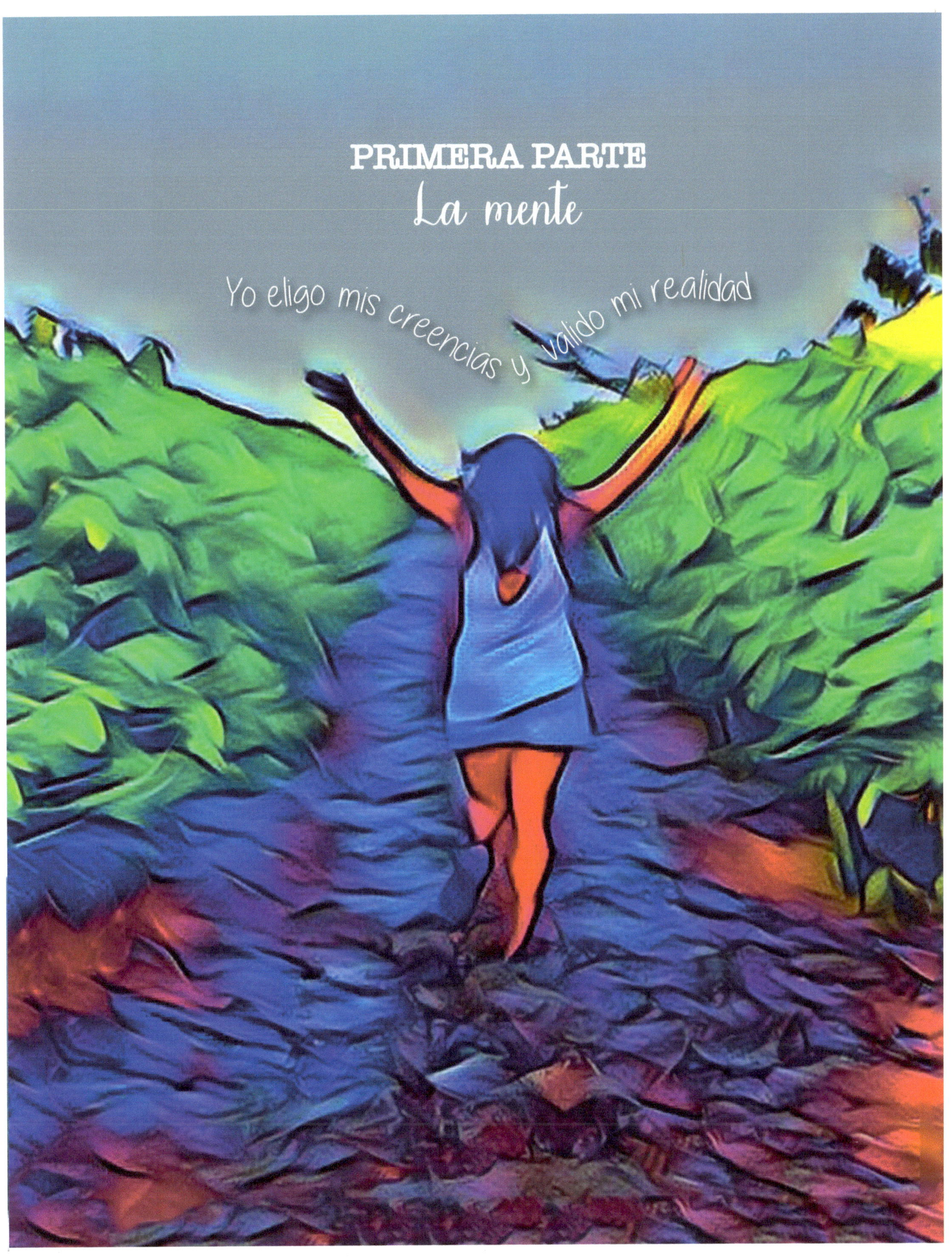
PRIMERA PARTE
La mente
Yo elijo mis creencias y valido mi realidad

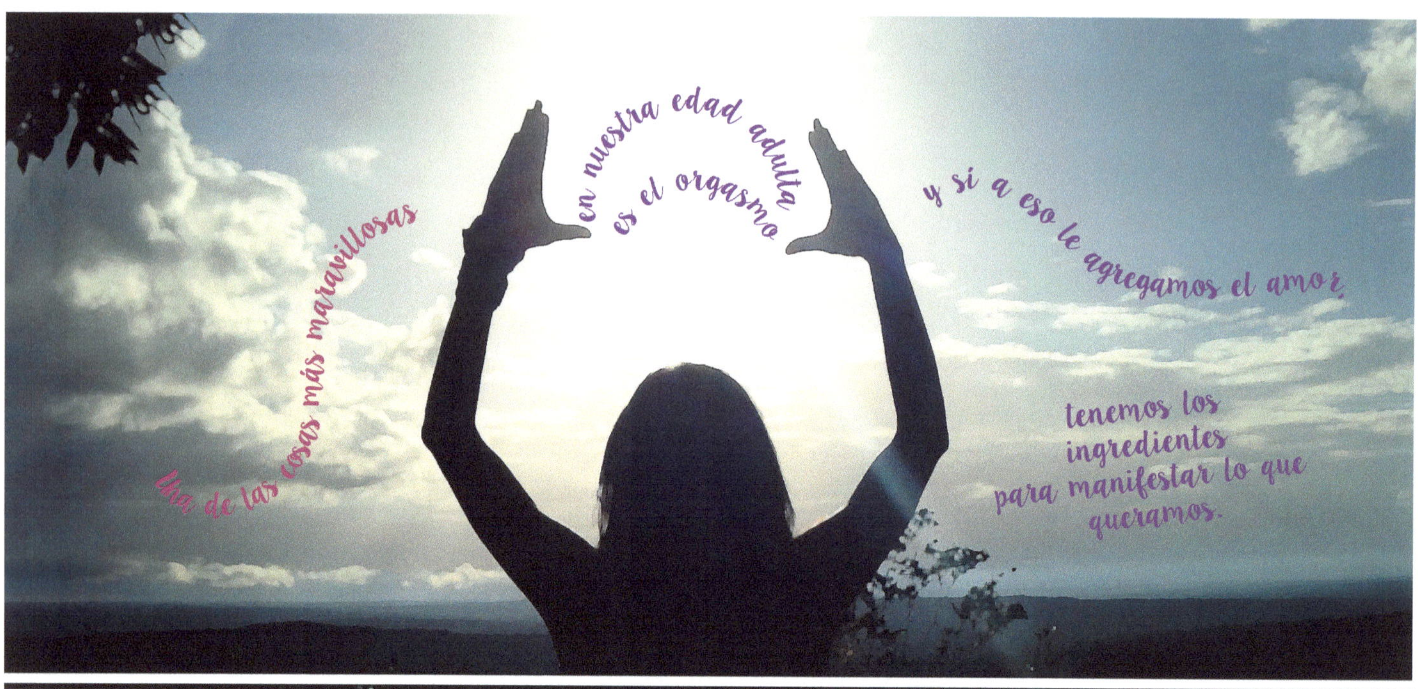

¿Qué traigo en mi equipaje?

Más de alguna vez habrás escuchado la frase que dice *"todo está en la mente"*. Si partimos de esta premisa aceptaremos que el orgasmo también se encuentra en la mente, por lo que la calidad de ellos solo son un reflejo de lo que se puede llegar a entender, aceptar y concebir como orgasmo. ¿Estamos de acuerdo?

La mayoría de las investigaciones y encuestas coinciden en que el orgasmo femenino sigue siendo un enigma, en el siglo XIX a las mujeres se les diagnosticaba con la enfermedad de *"Histeria Femenina"*, que comprendía un gran abanico de síntomas desde dolores de cabeza, insomnios, hasta complicaciones más graves de algún órgano. La cura era muy simple: terapias de *masaje pélvico*, estimulación manual de los genitales de la mujer por el doctor hasta llegar al orgasmo, que en el contexto de la época se denominaba *paroxismo histérico*. En casos extremos, la mujer debía ser forzada a ir a un asilo de enfermos mentales o tenía que ser sometida a una histerectomía quirúrgica.

Lo que hoy conocemos como los vibradores, consoladores o *dildos*, en el siglo XIX eran instrumentos clínicos para la cura de la histeria femenina. Así, el doctor J. M. Granville, cansado de dar estos masajes pélvicos y masturbar a las mujeres, fue quien invento el primer vibrador terapéutico.

A lo largo de nuestra historia como mujeres, hemos escuchado muchas cosas sobre qué es el orgasmo. Mitos y verdades que nos han marcado de generación tras generación, y que después todo se ha instalado en nuestro inconsciente. Por lo cual, hoy les digo a mis pacientes que empezaremos por reconocer nuestro equipaje y liberarnos de lo que no nos sirve. Exploraremos nuestra mente y creencias para entender lo que nos han puesto en ella y lo que nosotras mismas hemos decidido cargar a través de las experiencias.

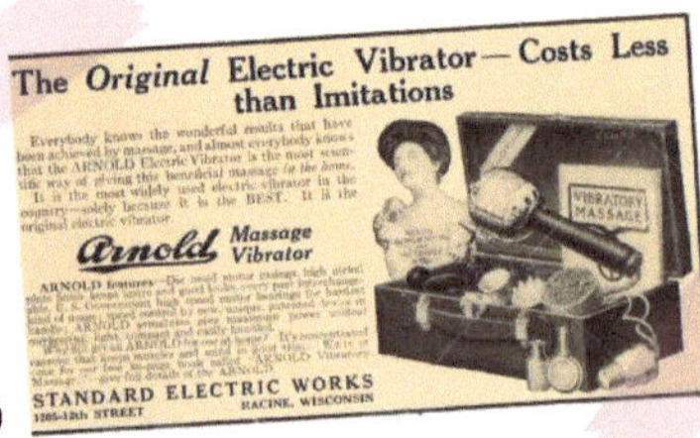

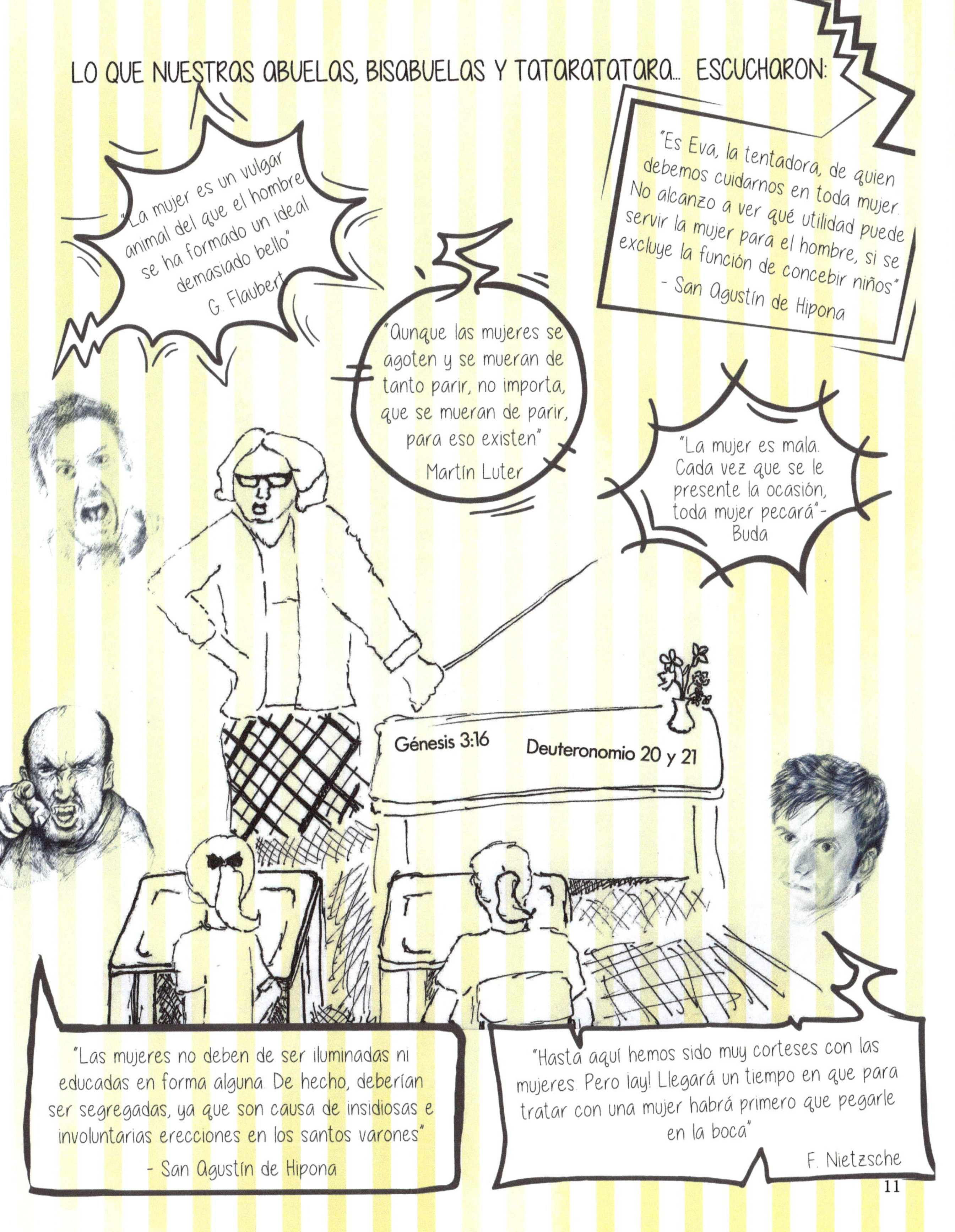
"La mujer es un vulgar animal del que el hombre se ha formado un ideal demasiado bello"
G. Flaubert
"Es Eva, la tentadora, de quien debemos cuidarnos en toda mujer. No alcanzo a ver qué utilidad puede servir la mujer para el hombre, si se excluye la función de concebir niños"
- San Agustín de Hipona
"Aunque las mujeres se agoten y se mueran de tanto parir, no importa, que se mueran de parir, para eso existen"
Martín Luter
"La mujer es mala. Cada vez que se le presente la ocasión, toda mujer pecará"-
Buda
Génesis 3:16   Deuteronomio 20 y 21
"Las mujeres no deben de ser iluminadas ni educadas en forma alguna. De hecho, deberían ser segregadas, ya que son causa de insidiosas e involuntarias erecciones en los santos varones"
- San Agustín de Hipona
"Hasta aquí hemos sido muy corteses con las mujeres. Pero ¡ay! Llegará un tiempo en que para tratar con una mujer habrá primero que pegarle en la boca"
F. Nietzsche

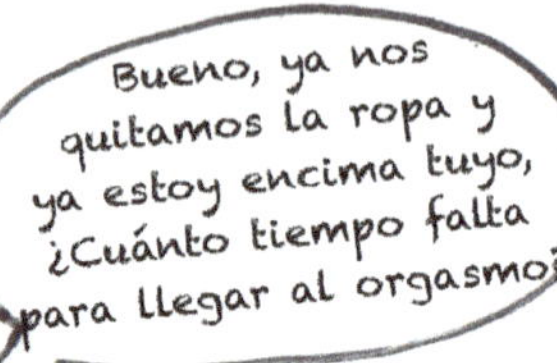

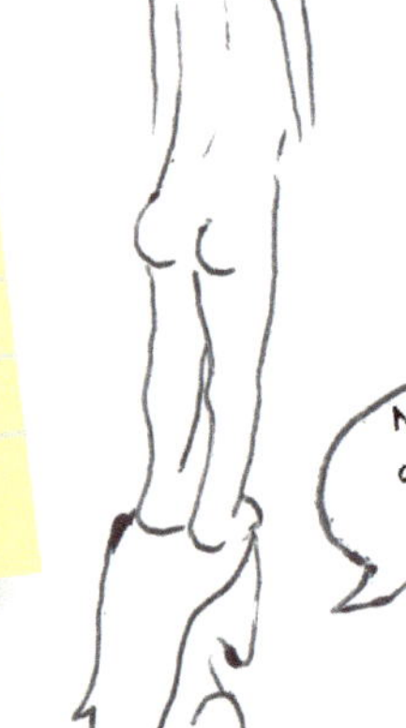

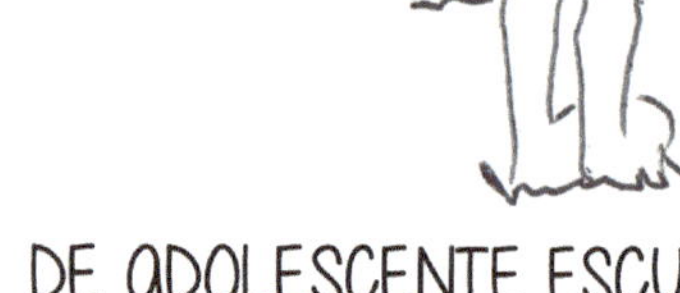

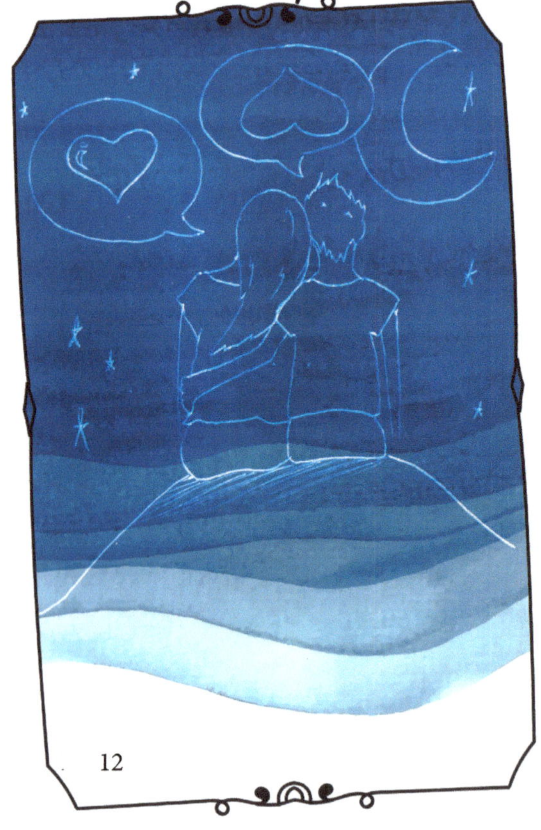

DE ADOLESCENTE ESCUCHÉ

* Estás muy pintada (refiriéndose al maquillaje)

* ¡tiene novio ya, tan pronto!

* No te pongas eso que va a pensar que te le estás
  ofreciendo.

* Si pierdes la virginidad ya nadie se va a querer casar
  contigo.

* De esta casa salís de blanco.

* Si se lo das muy fácil, te deja por otra que sí le cuesta.

* Casamiento y mortaja del cielo baja.

* Los hombres y las mujeres no pueden ser amigos.

* Solo las putas andan solas y hasta tarde.

DE MUJER ESCUCHÉ

* ¿No sabes cocinar?, ¿y así te quieres casar?

* ¿No tiene novio aún?
Ahhh, si te maquillaras un poco alguien se fijaría en ti.

* Tiene más amigos hombres que mujeres, esa debe ser puta.

* Tienes que depilarte, tienes que maquillarte, tienes que arreglarte.

* No te pongas eso, vas a llamar demasiado la atención.

* Así vestida pareces una monja.

* Así vestida pareces una puta.

* Las maduras caen solas.

* A las divorciadas solo se le acercan por sexo.

* Las gordas andan desesperadas.

* Hazte la tonta, a los hombres no les gustan inteligentes.

* ¿Eres virgen a esta edad? ¿Eres frígida o qué te pasa?

* Ya es madre, pobrecita... tan joven.

* Recuerda el reloj biológico, deberías tener un hijo al menos, te vas a quedar sola.

* No quieres ser madre, ¡qué egoísta eres!

* Debes tener un hijo para realizarte como mujer.

* Las mujeres nacieron para tener hijos, deja de pensar en qué puedes estudiar.

* Tienes un problema, enséñale el escote y lo resuelves.

* Ese es un buen partido, te trata bien, ¿qué más quieres?

* Usted no sirve para estudiar, mejor consígase un hombre que la mantenga.

* Esa vive amargada porque no tiene hombre.

* ¡Por Dios, qué histérica!, no se te puede decir nada.

* Ella lo provocó por llevar esa ropa.

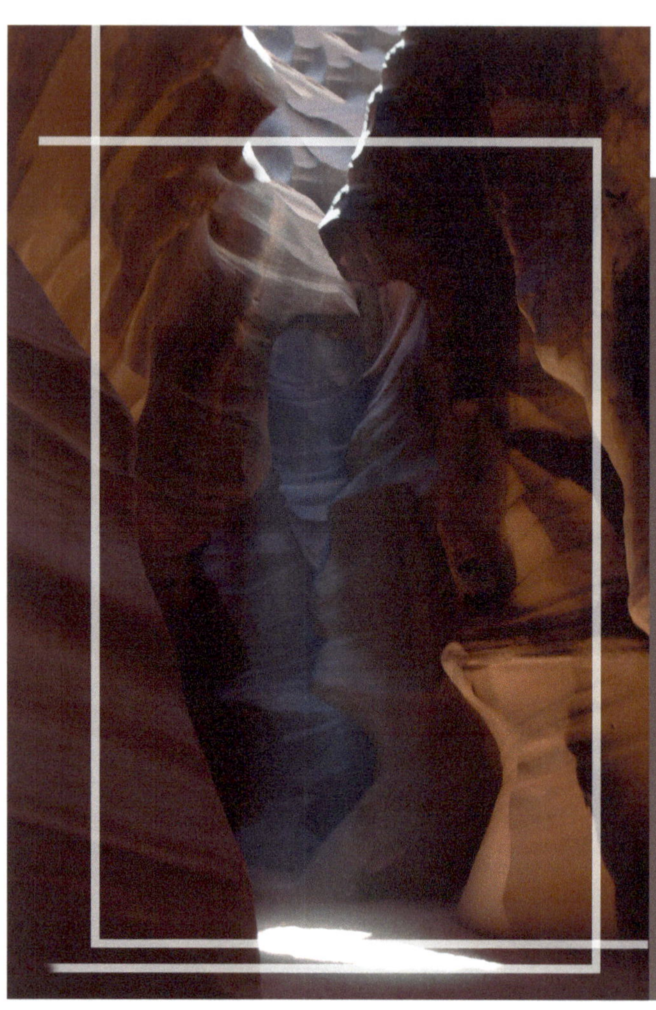

* No seas tan quejosa, mandona, dramática, perra, fresa.

* Serías más linda si sonrieras y fueras más amable.

* ¿Sales con alguien menor que tú? ¡Wow!, debes ser muy buena en la cama.

* Al hombre debes saber sacarle toda la leche, si no se va con otra.

* Los hombres siempre se van a ir por una más joven.

* La hicieron sencillo.

* Deberías estarle agradecida que todavía este contigo.

* Debiste haber sido hermosa cuando eras joven.

* Seguro obtuvo ese ascenso porque se acostó con su jefe.

* Date a respetar.

* Cómo esperas que te respeten si ve cómo vas vestida.

* Siempre está con diferentes hombres, es una puta.

* Eres muy inteligente para ser mujer.

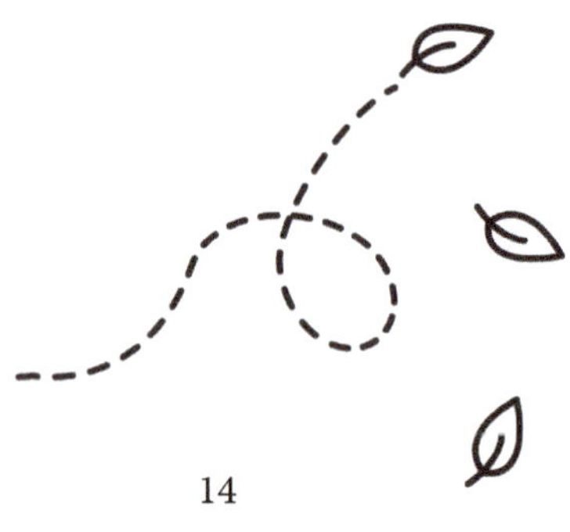

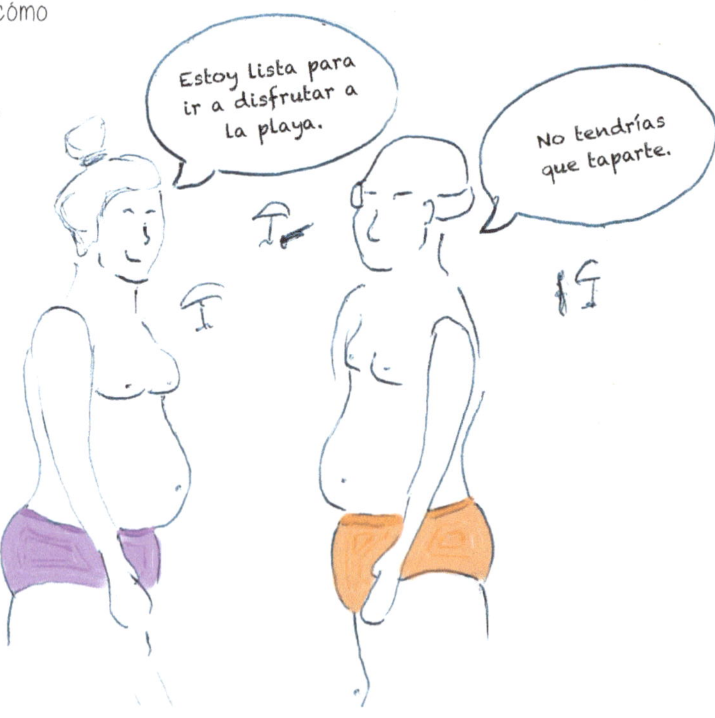

La mente femenina y el sexo:

Quiero zapatos rojos

Estoy gorda

Ya estoy vieja

Tengo que ir al super

Tengo que...

Que linda me veo con el vestido negro

¡los niños! Tengo que ir por ellos

Hoy me siento sexy

Debo hacer...

Las encuestas coinciden en su mayoría, y nos dicen que alrededor del 30% de las mujeres experimentan un orgasmo en un encuentro sexual y un 10% de las mujeres nunca lo han experimentado.

Para la mayoría de las mujeres, gozar de una buena salud sexual implica sentirse amada, valorada y respetada; para los hombres el tema es más sencillo, ellos solo necesitan sentirse... ¿cómo decirlo? ¡Ah, sí!, solo necesitan sentirse excitados.

Las mujeres somos más complejas y por lo mismo nuestra mente es compleja. ¿Cuantas veces haciendo el amor con nuestra pareja, un lunes, estamos pensando desde qué vamos hacer de almuerzo el sábado hasta lo que nos vamos a poner en la fiesta del domingo?, por poner cualquier ejemplo. Profundizando un poco más en cómo funciona la mente femenina encontraremos:

- Falta de confianza para comunicar dónde nos gusta que nos toquen. El 40% de las mujeres no expresan que les gusta y es simplemente porque no se conocen.

- Exceso de actividad mental: nos perdemos en nuestros propios pensamientos. Sí somos perfeccionistas nuestro cerebro no para y queremos que sea perfecto, ¡pero que nos adivinen!

- Poca aceptación de nuestra apariencia física: queremos estar más flacas pero con más nalgas, menos caderas pero con más pechos. Si somos altas queremos ser bajitas, si somos morenas queremos ser blancas, etc.

Impacientes y entre que queremos que nos adivinen, porque la verdad es que no tenemos idea de cómo y en dónde sentir placer. Simplemente nos rendimos insatisfechas, llegando a fingir el orgasmo

- La mayoría de las mujeres creemos que somos buenas personas, y en compañía del más común de los mortales, si nosotros no nos conocemos y le dejamos toda la responsabilidad de nuestro placer a nuestra pareja, por más que el hombre se esfuerce, no experimentaremos placer. Luego, como nos creemos buenas y no lo queremos lastimar, o hacerlo sentir que no está haciendo bien su papel de macho, reprimimos nuestra sexualidad.

- En una encuesta de Cosmopolitan, el 42 % de las mujeres confesaron fingir el orgasmo para no lastimar los sentimientos de su pareja, porque al darse cuenta que no lo alcanzarían, lo fingieron para dar por terminado el encuentro.

El resultado de lo escuchado y visto es que terminas viviendo con:

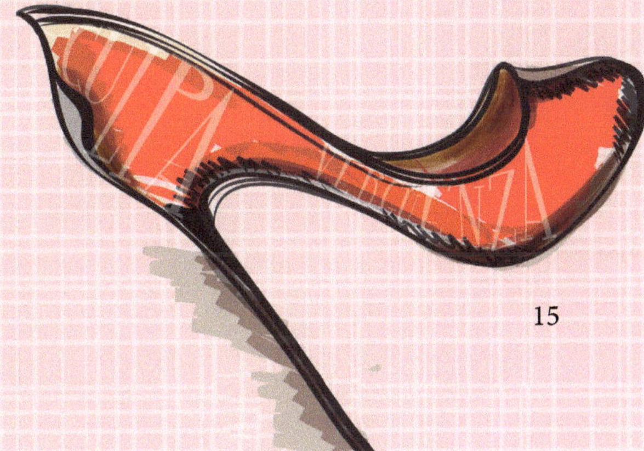

La culpa nace cuando emites un juicio basado en el actuar de manera contraria a lo que te enseñaron, crees, sabes o se espera de ti. Es la emoción que surge de una acción u omisión contraria a los valores personales. Genera un sentimiento de responsabilidad por un daño causado. Su origen tiene que ver con el desarrollo de la consciencia moral, que se inicia en la etapa de la infancia y se ve influida por los condicionamientos sociales, religiosos y educativos. Ante un acto u omisión que no se adecúa a esta consciencia moral aprendida surge la culpa.

Radiografía de la culpa
Para entender la culpa hay que comprender de qué se compone:

1. Acto causal, real o imaginario.
2. Crítica negativa del acto por parte del sujeto.
3. Juicio y condena del sujeto ante la crítica.
4. Cumplimiento de la condena a través de emociones negativas derivadas de la culpa, como vergüenza, remordimientos, represión y en el tema sexual podemos llegar hasta la frigidez.

La Vergüenza es un sentimiento que surge de la evaluación negativa del YO, acompañado de la crítica o idea de ser inadecuado, provocando el deseo de volverse invisible, ocultarse o simplemente desaparecer. Es una herramienta que la culpa utiliza para manipular, y así no cometer actos que nos la provoquen. Al llenarme de vergüenza activo la desaprobación

1. Ya no me gusta mi cuerpo.
2. Me duele la cabeza para evitar tener relaciones.
3. Siento dolor en la penetración.
4. Incluso puedo no lubricar y dejar de sentir deseo.

Hay varios tipos de vergüenza: la propia y la ajena, la moral y la heredada, la identificativa y la de auto concepto (¿la sugestionada?). Al final todas se resumen en la desaprobación.

Yo elijo mis creencias y valido mi realidad

Todo lo que escucharon tus ancestros, lo que escuchaste tú de niña, adolescente y de adulta, formaron en ti conceptos sobre el sexo, el orgasmo y las relaciones: cómo deberían ser o no ser, y hacen la mujer que crees ser al día de hoy, lo cual puede cambiar si cambias el significado de cada una de tus experiencias.

Somos mente = PENSAMIENTOS

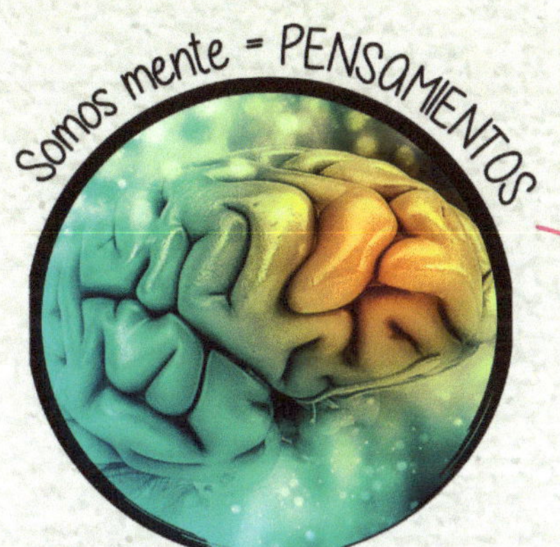

Somos cuerpo = ACCIÓN

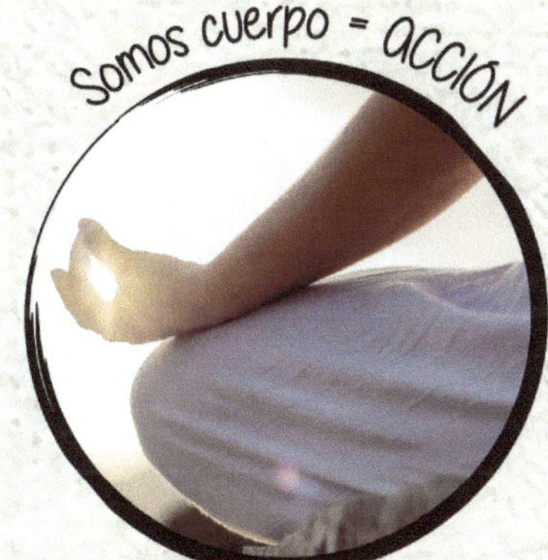

Somos espíritu = VOLUNTAD

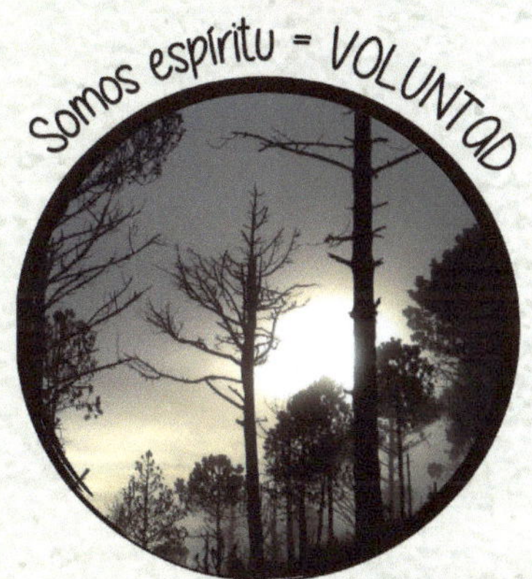

Integración para el alma

Somos corazón = SENTIMIENTOS

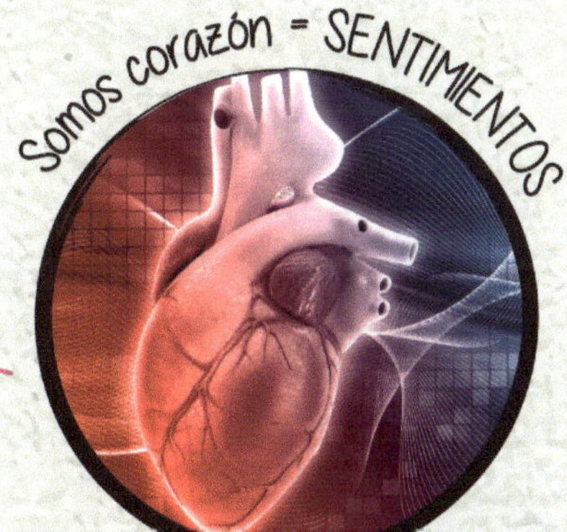

Si cambiamos el significado de los conceptos que tenemos sobre el sexo, experimentaremos nuevas emociones y eso nos conducirá a nuevos hábitos llevándonos a la plenitud.

Hay algo que siempre les digo a mis pacientes en sus sesiones de coaching: **busca siempre tu satisfacción**, porque solo desde el amor podrás crear cosas nuevas.

La mente es el vehículo que tú conducirás al placer

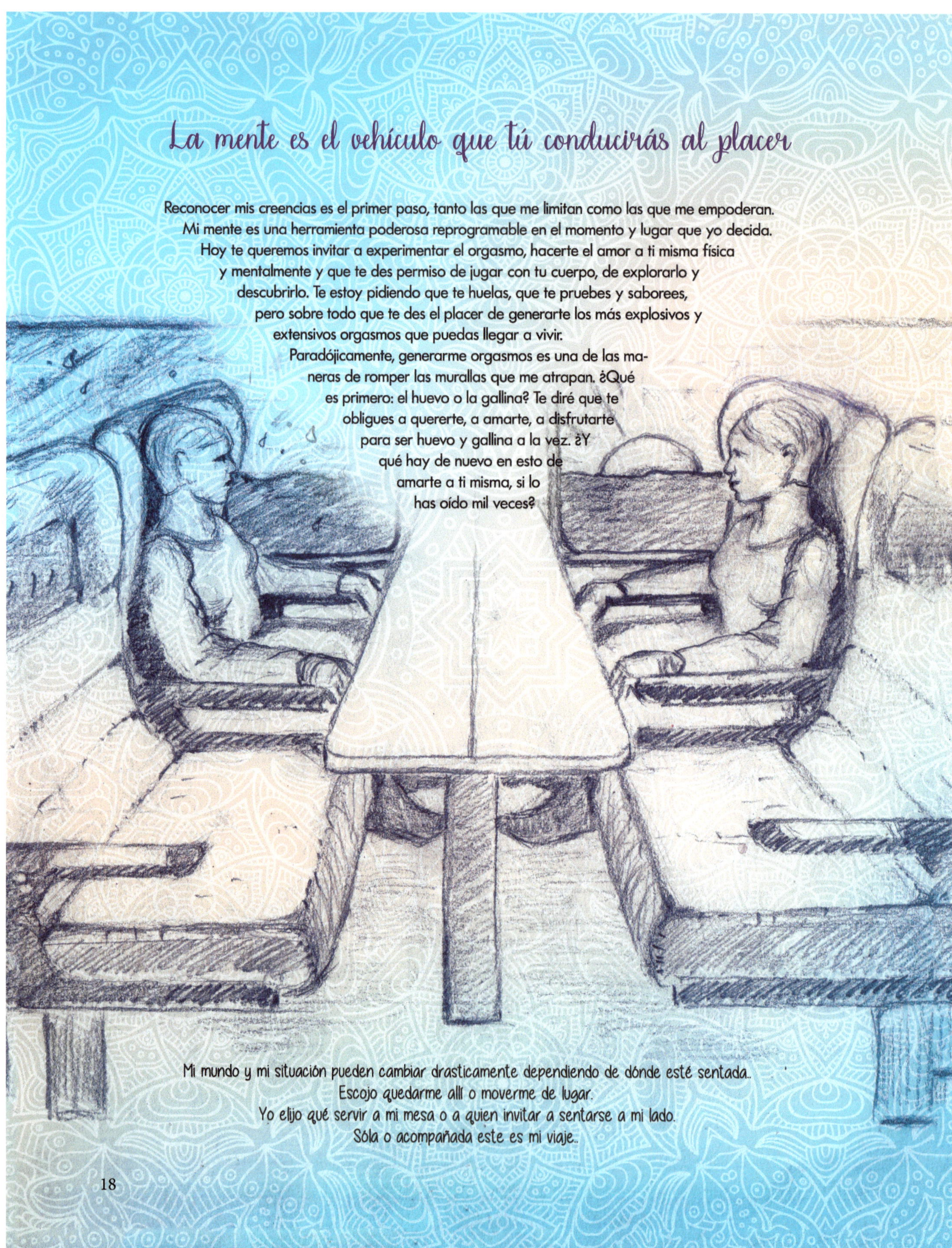

1. NUESTRAS CREENCIAS SOBRE EL ORGASMO

- ¿Qué pienso de la masturbación?

- ¿Para quién son los juegos eróticos?

- ¿Qué significa ser buena en la cama?

- ¿Qué es el placer y para quién?

2. ELIMINA LAS FUENTES DE LA CULPA

- ¿Tengo derecho a sentir placer?

- ¿De qué me avergüenzo?

- ¿Estoy lastimando a alguien con mi comportamiento?

- ¿Siento que mi alma se condena por sentir placer?

- ¿Es prohibido sentir placer y por qué, o por quiénes?

3. ACEPTACIÓN

¿Por qué debo de avergonzarme por algo que Dios creó, hablando desde el punto de vista religioso?

- Acepta tu naturaleza, tus deseos y ver que es un acto natural. Soy mujer y como mujer estoy dotada a experimentar.

- ¿Del 1 al 10 qué tan buena soy yo?

- ¿Me siento sexy como para bailarle a mi pareja?

- ¿Me siento capaz de decirle a mi pareja cómo me gusta?

- ¿Puedo dirigir un acto sexual?

- ¿Qué siento cuando digo placer?

- ¿Cuántas clases de orgasmo me he permitido experimentar?

Es tu responsabilidad elegir, eliminar la culpa y aceptarte a ti misma, solo tienes que decidir qué es lo más conveniente para ti.

4. NO BUSQUES LA APROBACIÓN

Todos buscamos ser amados y pertenecer, no tiene absolutamente nada de malo, todo lo contrario, si encontramos una manera sana de que nos amen y de formar parte de una pareja o de una familia, nos daremos cuenta que el sentimiento de aprobación no aplica.

Generalmente, cuanta más necesidad de aprobación tiene una persona, más culpa o malestar siente. ¿Qué quiero decir con esto?, si tus actos están regidos por el ser aprobada, esto lo llevarás a la cama también, harás el amor pensando en:

- ¿Será que está pensando que estoy siendo demasiado salvaje?

- ¿Será que le está gustando?

- ¿Será que mejor me quedo quieta?

Y en el "será" pierdes el momento de ser TÚ, de ser espontánea, natural, salvaje, tierna, puta, dulce, domatrice, sumisa, niña, virgen, loca, MUJER.
No busques la aprobación, y con esto no quiero decir que lastimes a los demás o a ti, sino que, a partir de ahora, hagas realmente lo que tú quieres y que no te intentes ajustar a los deseos de los demás.

¿Quieres usar un disfraz y nunca te has atrevido porque buscas la aprobación? ¿Quieres probar nuevas poses, pero piensas que no es correcto?

Si cambiamos el significado de los conceptos que tenemos sobre el sexo, experimentaremos nuevas emociones y eso nos conducirá a nuevos hábitos llevándonos a la plenitud del espíritu.

EJERCICIO:

¿Qué crees del sexo y del orgasmo?

¿Qué emociones experimentas en un encuentro sexual?

¿Qué pensamientos tienes en un encuentro sexual?

¿Describe el encuentro ideal que te lleve al orgasmo?

¿Qué es lo que tú podrías hacer para que tu vida sexual sea completamente satisfactoria?

HAGAMOS NUEVOS PACTOS

Lograr que tus distintos cuerpos trabajen en unidad es un deseo del alma. Un deseo que la mente, fuerte o entrenada, es capaz de crear a través de un cuerpo canal que materializa los deseos.

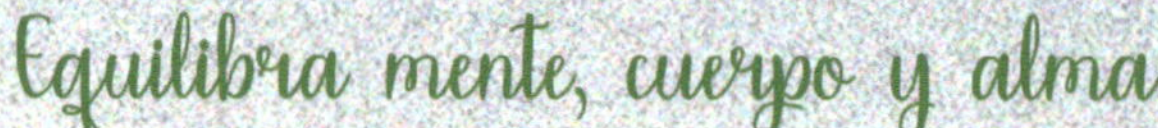

El qi 氣 es el flujo vital de la energía que existe dentro y fuera de todas las cosas vivas y que podemos tocarlo a través de ejercicios físicos o del orgasmo. Si fuéramos peces podríamos entenderlo como el agua en la que nos movemos, pero a la vez es el agua de la que estamos hechos. Aunque la escritura cambia en Corea, Japón y China y se pronuncia qí, qui o chi, la figura humana que lo representa es la misma; en la cultura maya esta fuerza se llama Iq que significa aliento de vida y curiosamente la imagen del dios del viento, asemeja una postura del tai chi.

El qí no es solo el aire, es también nuestra voluntad o estado de ánimo. Aprender a respirar correctamente, profundo y lento, pero sobre todo conscientemente es un paso básico para conquistar la mente. Silenciarla es una manera de conectarnos con lo más íntimo de nosotros mismos, el entorno y el universo en un aquí y ahora donde todo se toca. Del equilibrio entre el cuerpo físico, el energético (alma) y el mental depende nuestra salud. El orgasmo es el camino más fácil para lograr que estos tres cuerpos se unifiquen, por algo le llaman la pequeña muerte. Pero, bailar, hacer ejercicio, caminar en medio de una montaña también es necesario para llevar una vida plena.

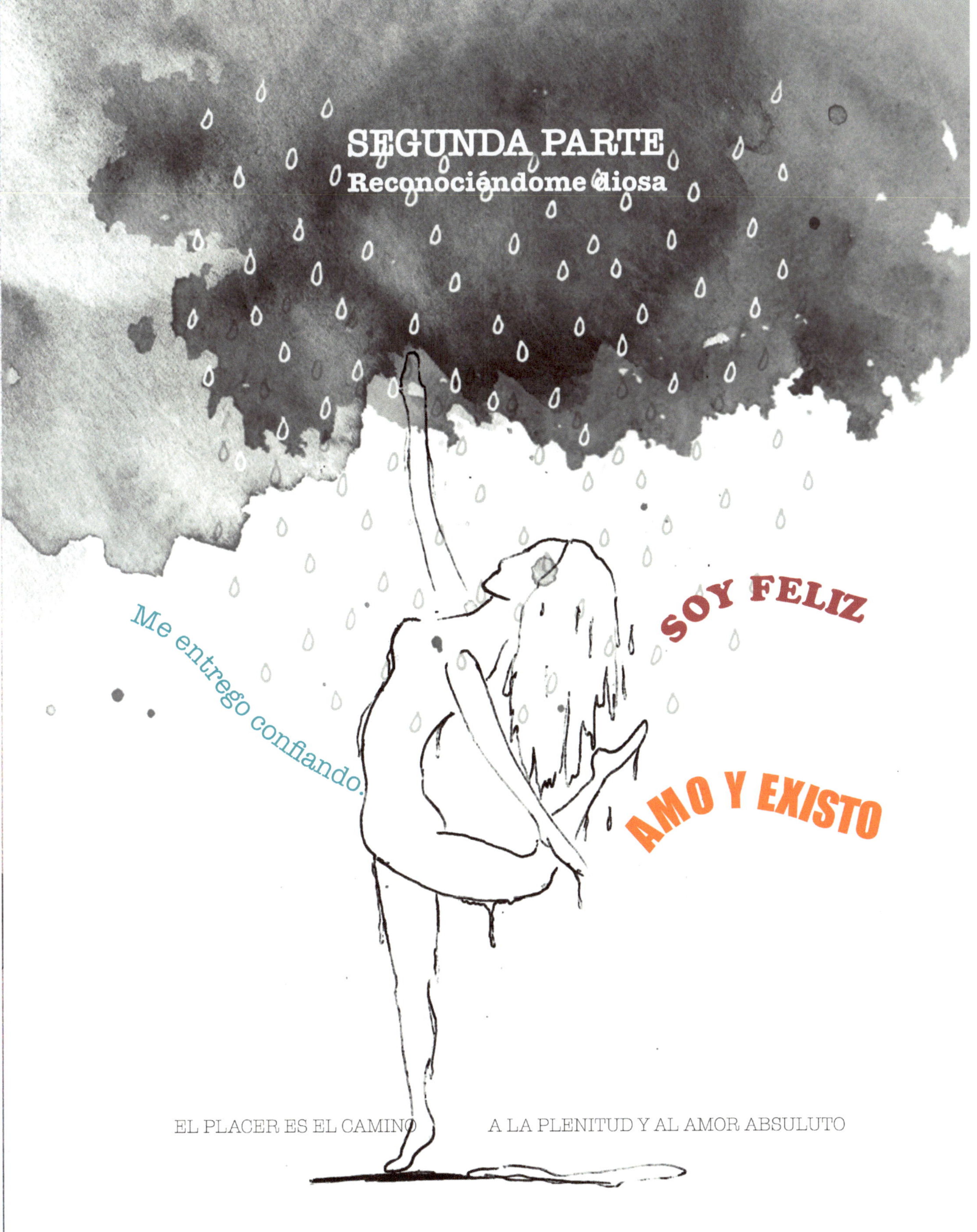

SEGUNDA PARTE
Reconociéndome diosa
Me entrego confiando.
SOY FELIZ
AMO Y EXISTO
EL PLACER ES EL CAMINO
A LA PLENITUD Y AL AMOR ABSULUTO

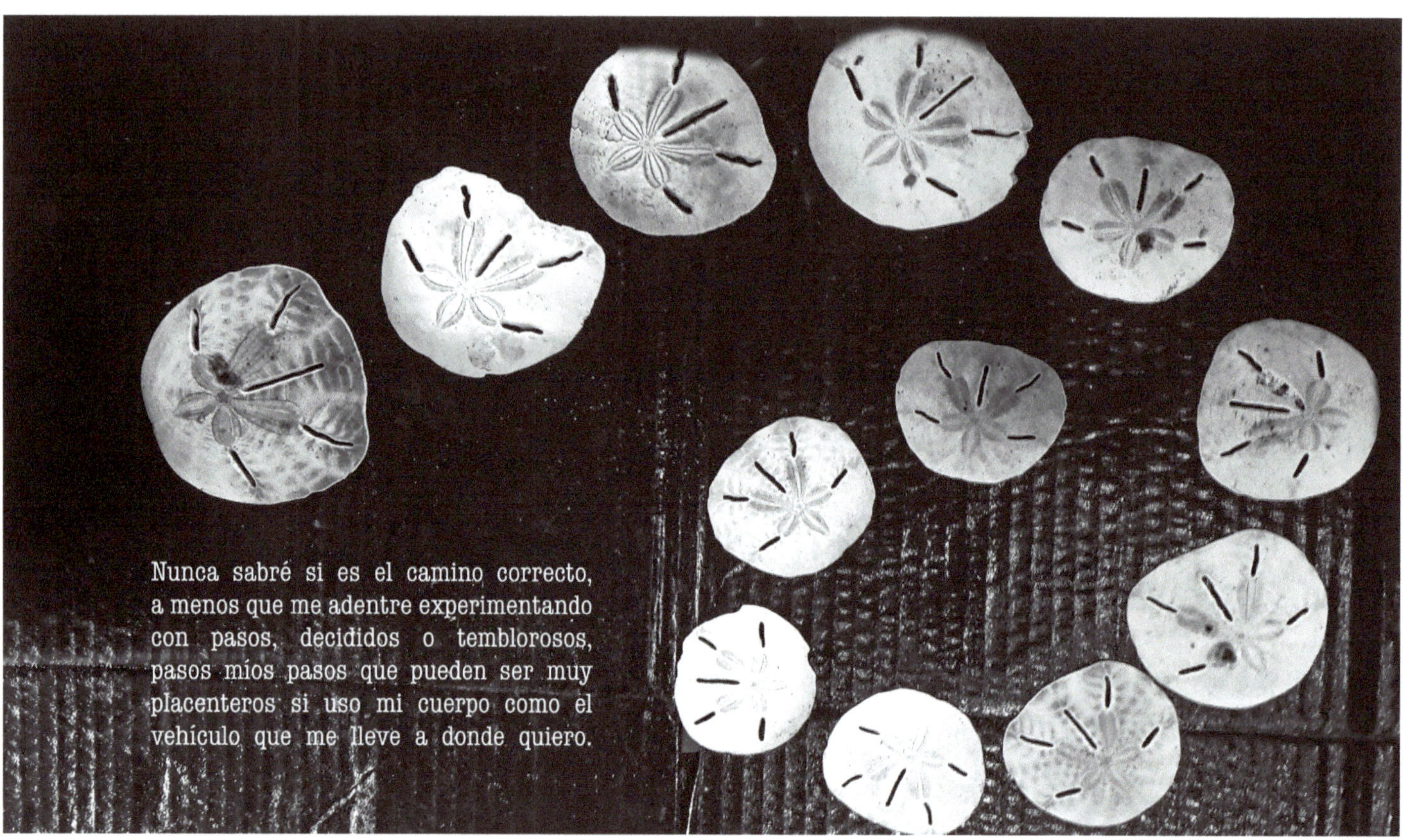

Masturbación, qué palabra más fea (Silvia)

Alcancé por accidente y con mi propio dedo mi primer orgasmo. Había tenido cinco amantes, me había sentido amada y estaba convencida de haber amado, de creer tener sexo satisfactorio, y de alguna manera lo fue, mis examantes y parejas se esforzaron en quererme, sin embargo nunca experimenté con ninguno un orgasmo y no lo sabía.

Estaba sola en el sauna del gimnasio de un hotel cuando, quitándome el sudor sobre la piel, experimenté la sensación de mi propia suavidad y los contornos de mi cuerpo. Perdida en las sensaciones tropecé con el monte de Venus... dudé en adentrarme entre los pliegues de mis labios vaginales, pero mi cuerpo con deseo propio impulsó mis dedos hacia adentro. Paré horrorizada y salí corriendo a ducharme y vestirme para volver al trabajo. Ya en la calle y a salvo de mi "yo pecador", me di un momento para pensar en lo que había pasado, pero sobre todo en lo que sentí. ¡Y se hizo la luz! Como un rayo el entendimiento me atravesó en pleno y mil preguntas surgieron de un solo en mi interior:

Decidida, regresé al día siguiente a la escena del crimen para explorarme en pleno y responder lo básico sobre mí misma y, ¡oh por la diosa!, qué sorpresa me llevé. Como una adicta inicié el camino hacia la conquista de mí misma, adicta a mi cuerpo, a mi olor y a mi sabor, no paré de masturbarme hasta que mi mente analítica quiso explicar el fenómeno.

Empecé por buscar una palabra adecuada para aquello que hacía y que era innombrable ante mis amigas e

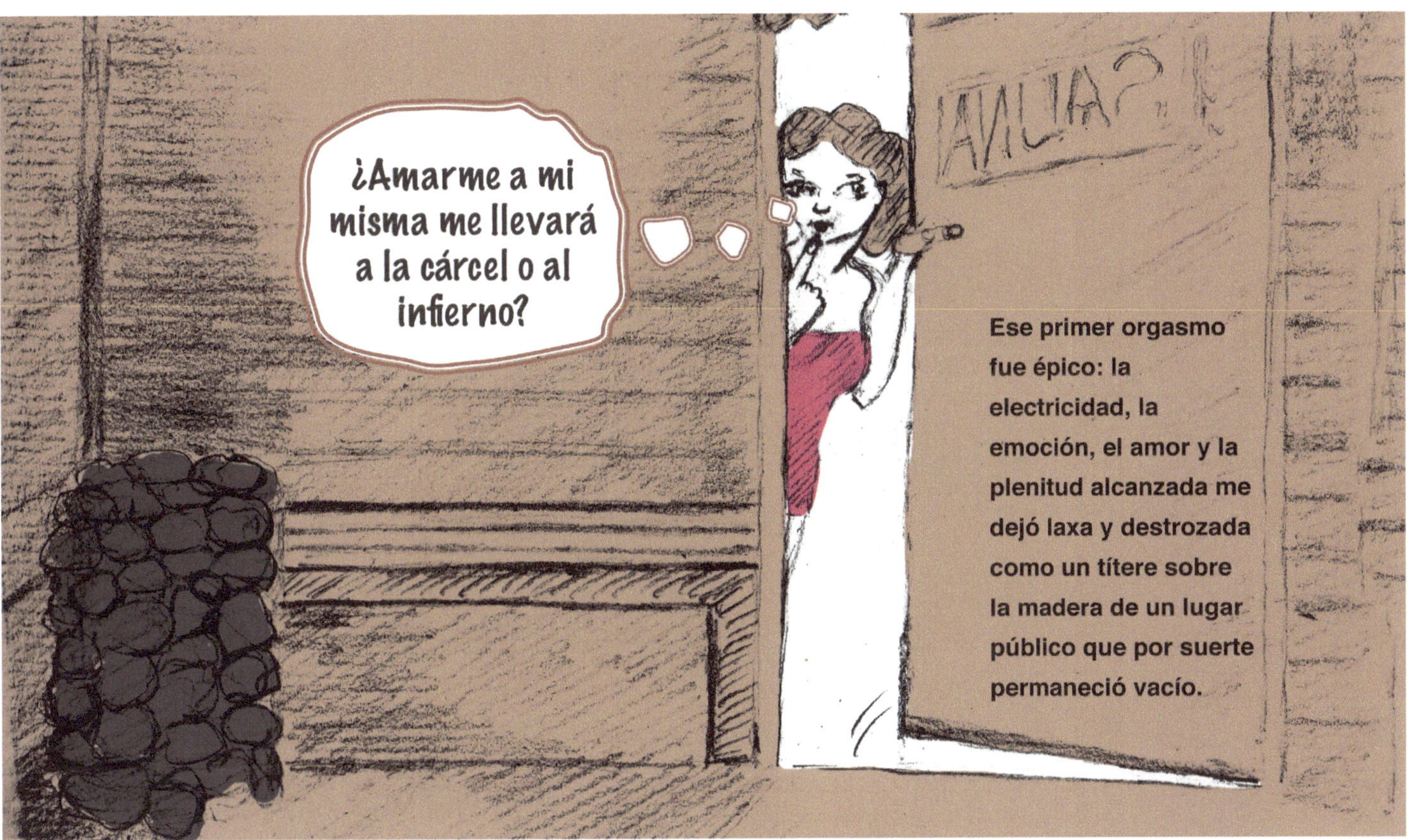

incluso ante mí en voz alta. Habiendo sido víctima de abuso sexual en mi infancia, llegué a pensarme enferma y me negaba a llamar a aquella experiencia tan hermosa autosexo, autocomplacencia o peor aún: masturbación. Masturbarme sonaba a perturbada, enferma, loca y el hecho de que no podía parar de amarme parecía dar razón a las monjas y curas que predicaban contra el placer del cuerpo; pero, sobre todo daba razón a mi padre, mi abusador sexual, de que había algo malsano en mí y en aquello que hacía.

Pese a que fui una lectora precoz de todo tipo de literatura, llegué a los 22 años sin intelectualizar el sexo, el cuerpo o las relaciones físicas entre personas. Y pese a que había tenido cinco parejas físicas y emocionales me reconocí como un ente pasivo en esas relaciones en las que había dejado al timón a mi compañero de turno. Él pedía y yo daba, él tocaba y yo reaccionaba, él exploraba y yo me dejaba, y no es que fueran malos... Todo lo contrario, fueron hombres maravillosos, como los que vinieron luego, que intentaron hacerme sentir lo mejor posible, fue solo que YO no me conocía, yo no sabía quién era y cómo alcanzarme, y por lo tanto cómo compartirme y amar, así como estaba siendo amada. Yo no me amaba y no me amaba porque no me conocía. Podemos negar la existencia del alma si somos ateos, podemos negar el poder de la mente si nos creemos seres espirituales y ambas cosas son discutibles dependiendo de las experiencias personales y las creencias aprendidas. Entonces, nos queda el cuerpo y su tangible forma: real, vivo, evolutivo, desmenuzable, estudiable y fantásticamente capacitado con cinco sentidos estimulables hasta el punto de explotar en cocteles químicos naturales capaces de llevarme en viajes mentales y astrales para explorar mi mente, mi alma y realidades distintas a mí misma.

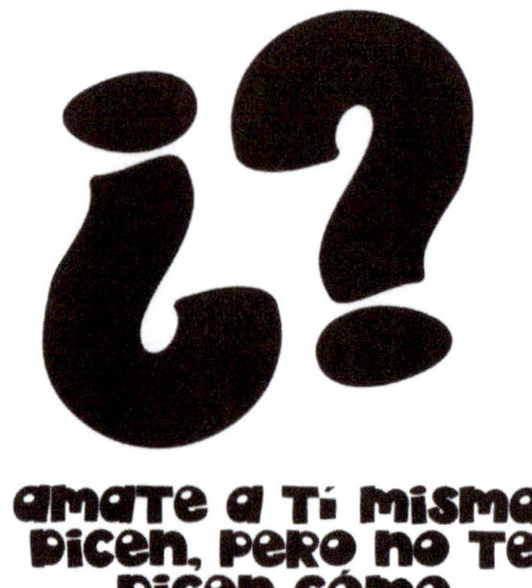

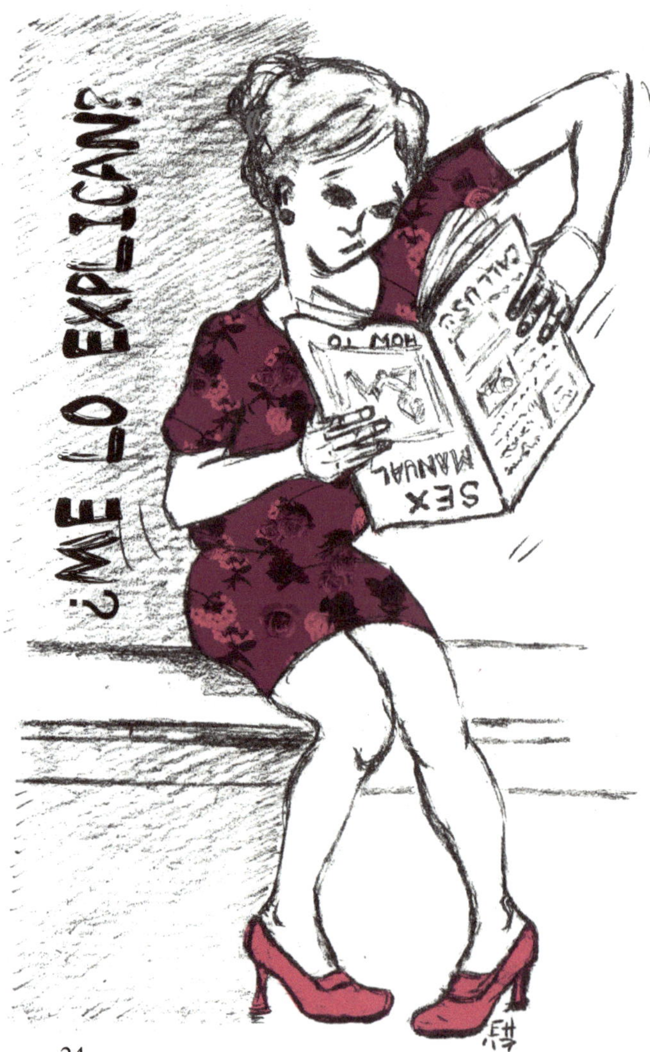

Busqué palabras para llamar la manera en que me amaba, y la que más me gustó fue "operarme a mí misma". Operarme incluye varias cosas: explorarme hacia adentro como un médico lo hace con un cuerpo del que extrae cosas, repara órganos y huesos o lo estudia para cambiar su sexo o su apariencia. Operarme significa estar a cargo del vehículo que es mi cuerpo para llegar a donde deseo e imagino. Operarme significa ser una ópera prima con orquesta sinfónica, tenores y sopranos incluidos. Descubrí que la palabra tiene significados similares en la mayoría de idiomas y que en el pasado y en latín es una palabra poderosa. Así que digo "voy a operarme", en lugar de decir "voy a masturbarme" y mi mente se emociona porque operarme conlleva alcanzar una esquina del universo donde mente, cuerpo y espíritu son uno con el todo y en el que la mente permanece lúcida para absorber y aprender todo aquello que veamos. Ante la palabra "operarme" mi espíritu o alma saliva ante el sendero que se abrirá sin falta para hacer un viaje sin peso y en completa libertad. Y finalmente, el cuerpo físico y el emocional se relajan porque su memoria genética sabe que el placer está al alcance de las yemas de los dedos, que culminará con un coctel químico que durará horas y sin resaca. El efecto de las endorfinas, luego de 5 u 8 orgasmos, hace que la mujer permanezca en un estado de beneplácito que solo algo extremadamente molesto la colocará en una realidad difícil, pero no imposible de lidiar ☺☺☺☺☺.La sobredosis de endorfinas, oxitócica, estrógeno, serotonina y adrenalina esparcida en todo el cuerpo a través de los orgasmos nos hace sentir amadas, conectadas, hermosas y extremadamente felices.

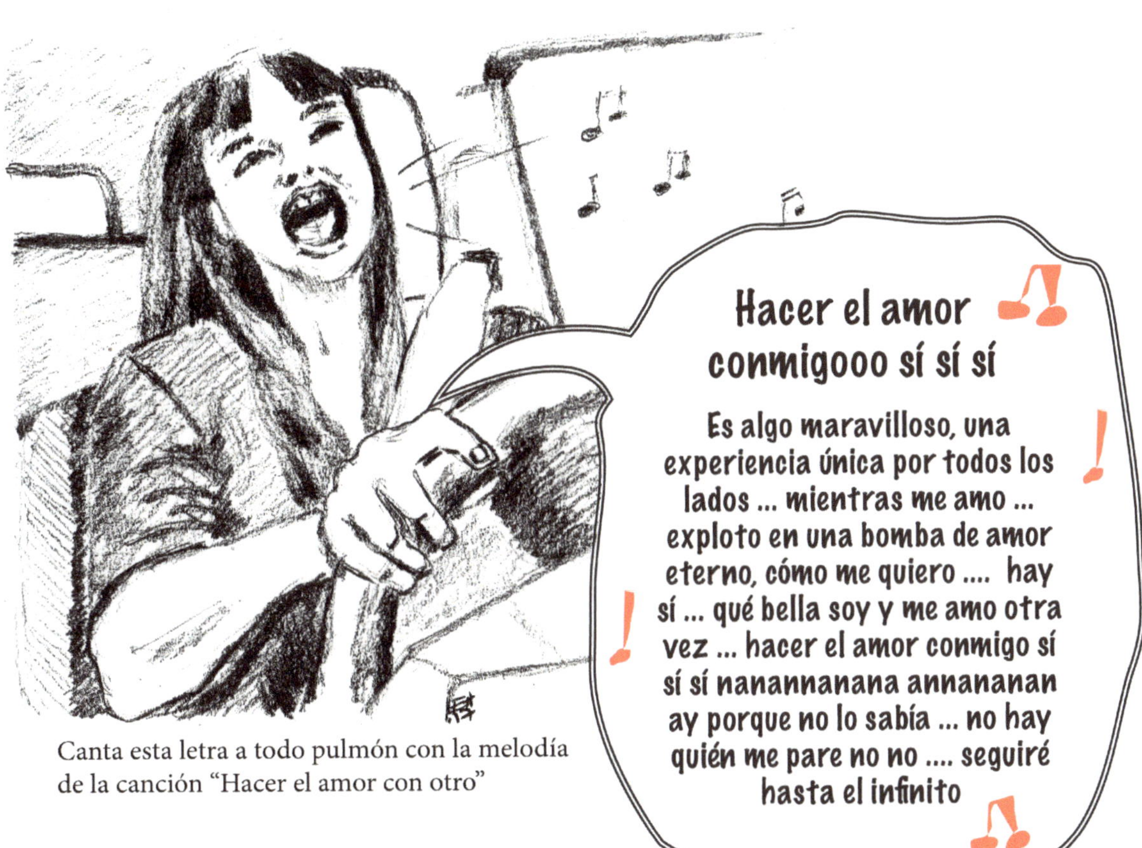

Canta esta letra a todo pulmón con la melodía de la canción "Hacer el amor con otro"

Curándome del incesto (Silvia)

Sí, creo que somos cuerpo, mente y espíritu, y aunque tú no creas en lo último, date la oportunidad de quebrar los límites de tu cuerpo a través del placer y explora hasta el infinito para maravillarte de lo que tu mente es capaz de crear. Personalmente en esa primera fase exploratoria (entre los 22 y los 24 años). Llegué a amarme tanto que por extensión amé todo y a todos. No quedó en mí espacio para el dolor o la rabia, ni el miedo y mucho menos para la impotencia sentida en mi primera infancia. Mientras más me amaba físicamente, alcanzando orgasmo tras orgasmo, más libre y feliz pasaba el día a día, me reía por todo y mis ataques de risa terminaban contagiando a los que me rodeaban.En contraste con esa euforia casi continua, tenía de vez en cuando, ataques de ira. Y terminé concentrando esa furia en una sola y maravillosa persona: mi pareja del momento. ☹☹☹☹

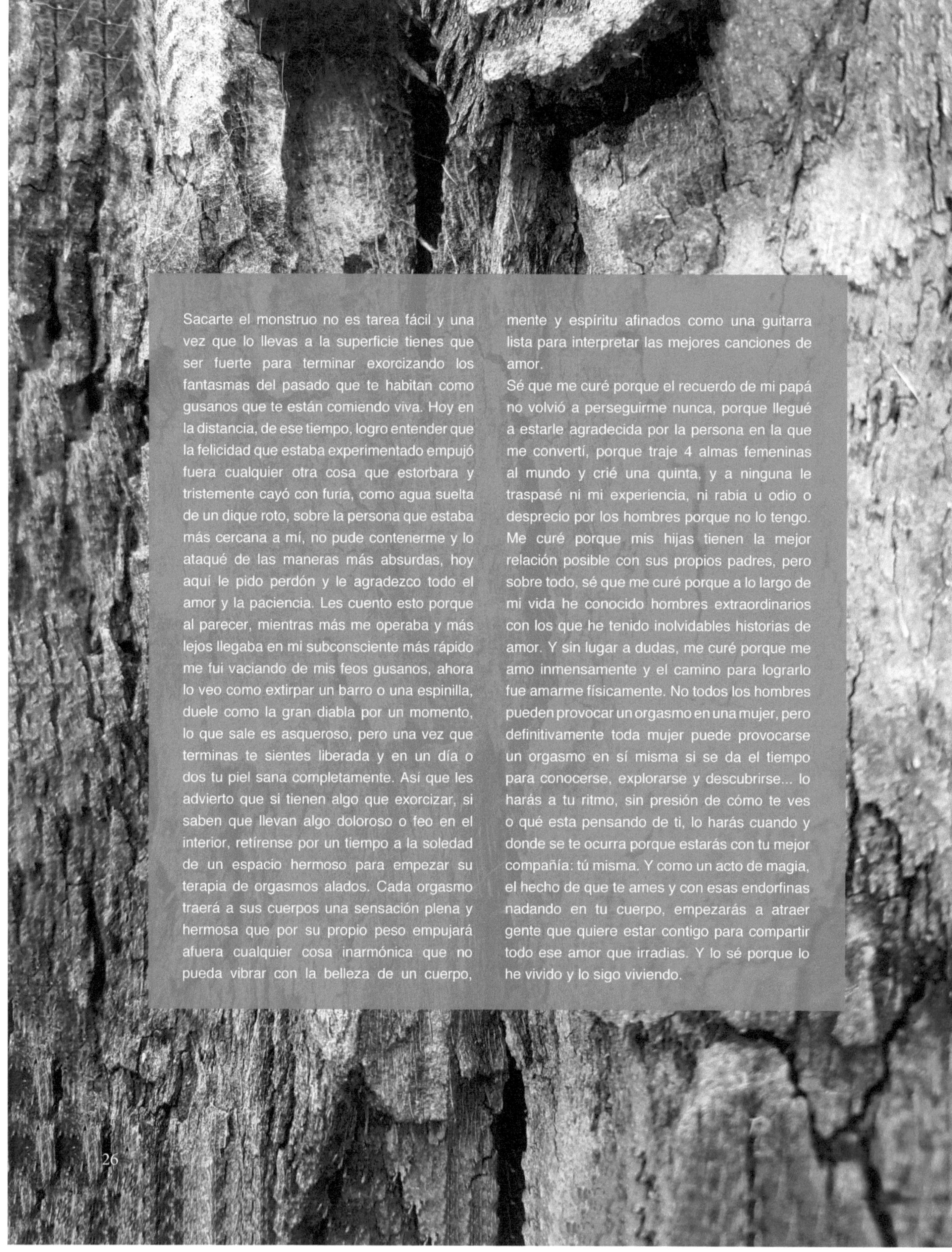

Sacarte el monstruo no es tarea fácil y una vez que lo llevas a la superficie tienes que ser fuerte para terminar exorcizando los fantasmas del pasado que te habitan como gusanos que te están comiendo viva. Hoy en la distancia, de ese tiempo, logro entender que la felicidad que estaba experimentado empujó fuera cualquier otra cosa que estorbara y tristemente cayó con furia, como agua suelta de un dique roto, sobre la persona que estaba más cercana a mí, no pude contenerme y lo ataqué de las maneras más absurdas, hoy aquí le pido perdón y le agradezco todo el amor y la paciencia. Les cuento esto porque al parecer, mientras más me operaba y más lejos llegaba en mi subconsciente más rápido me fui vaciando de mis feos gusanos, ahora lo veo como extirpar un barro o una espinilla, duele como la gran diabla por un momento, lo que sale es asqueroso, pero una vez que terminas te sientes liberada y en un día o dos tu piel sana completamente. Así que les advierto que si tienen algo que exorcizar, si saben que llevan algo doloroso o feo en el interior, retírense por un tiempo a la soledad de un espacio hermoso para empezar su terapia de orgasmos alados. Cada orgasmo traerá a sus cuerpos una sensación plena y hermosa que por su propio peso empujará afuera cualquier cosa inarmónica que no pueda vibrar con la belleza de un cuerpo, mente y espíritu afinados como una guitarra lista para interpretar las mejores canciones de amor.

Sé que me curé porque el recuerdo de mi papá no volvió a perseguirme nunca, porque llegué a estarle agradecida por la persona en la que me convertí, porque traje 4 almas femeninas al mundo y crié una quinta, y a ninguna le traspasé ni mi experiencia, ni rabia u odio o desprecio por los hombres porque no lo tengo. Me curé porque mis hijas tienen la mejor relación posible con sus propios padres, pero sobre todo, sé que me curé porque a lo largo de mi vida he conocido hombres extraordinarios con los que he tenido inolvidables historias de amor. Y sin lugar a dudas, me curé porque me amo inmensamente y el camino para lograrlo fue amarme físicamente. No todos los hombres pueden provocar un orgasmo en una mujer, pero definitivamente toda mujer puede provocarse un orgasmo en sí misma si se da el tiempo para conocerse, explorarse y descubrirse... lo harás a tu ritmo, sin presión de cómo te ves o qué esta pensando de ti, lo harás cuando y donde se te ocurra porque estarás con tu mejor compañía: tú misma. Y como un acto de magia, el hecho de que te ames y con esas endorfinas nadando en tu cuerpo, empezarás a atraer gente que quiere estar contigo para compartir todo ese amor que irradias. Y lo sé porque lo he vivido y lo sigo viviendo.

LO QUE HAN DICHO OTROS

¿En las librerías y bibliotecas hay extensivas secciones de libros sobre sexualidad, entonces por qué escribir uno más? Porque todas las experiencias son únicas y porque nos la hemos pasado tan bien descubriendo la mente y el espíritu a través del cuerpo, que quisimos compartir nuestras experiencias. Pero veamos algo de lo que otros han escrito:

Berta Mina @BertaMina escribe en su artículo publicado 01/08/2017

"Éxtasis total (y más para ellas)
Una parte clave del orgasmo es que cuando lo estamos alcanzando nos domina una especie de visión de túnel y no percibimos apenas nada más de lo que ocurre a nuestro alrededor. No solo se aplica a cosas como el ruido del timbre: nos volvemos ciegos ante otros estimulantes, ya sean físicos o mentales. Y en las mujeres en particular estas sensaciones se agravan más. Un estudio realizado en el año 2005 en los Países Bajos demostró que las partes con las que el cerebro regula los sentimientos femeninos -la amígdala y el hipocampo- 'se apagan durante la preparación hacia el orgasmo". Nada de amor, ni mucho menos preocupaciones: los investigadores encontraron que nos centramos completamente en las sensaciones y el placer."

Según el sicólogo y sociólogo Pedro Lucas, el clímax dura entre tres y ocho segundos para los hombres, y de 13 a 51 segundos para las mujeres, Las reacciones del cuerpo en el orgasmo van desde la liberación de dopamina (coctel químico) por el cerebro hasta la emisión de grandes cantidades de calor.

Entre lo que se ha escrito en la Brown University encontramos esto:

"Aunque cada persona tiene una experiencia única de orgasmo, casi todos suelen experimentar cambios en la respiración, una sensación de calor, sudoración, vibraciones corporales, alteración de la conciencia y el impulso de gritar..."

Sylvia de Béjar autora de "Tu sexo es tuyo" (Planeta, 2006), dice:

"la rigidez de esta descripción (se refiere a lo escrito sobre la similitud del orgasmo entre hombres y mujeres) está siendo cuestionada por numerosos terapeutas que llevan años escuchando las explicaciones de miles de mujeres acerca de cómo son y dónde sienten sus clímax (...) Hay mujeres que apenas tienen o carecen totalmente de contracciones, las hay que localizan sus orgasmos en la zona vulvar, otras dicen que se concentran en la vagina o hablan de un intenso calor uterino, otras se refieren a una oleada de placer que se expande por todo su cuerpo, incluso hay quien describe un calambre lumbar, una explosión cerebral o un cosquilleo ardiente en el pecho y las orejas". "En definitiva", continúa Sylvia "el placer es algo subjetivo. Y lo es hasta tal punto que los terapeutas sexuales se refieren a la huella digital orgásmica de cada mujer, tan única como su huella digital".

Difícil describir un orgasmo con palabras (Silvia)

Sola o en compañia he llegado a experimentar, unas veces, fragmentarme en miles de partículas, otras, me he concentrado en una especie de masa con las super capacidades de Hulk, muchas veces justo antes de mi orgasmo o el de mi pareja experimento un vacío que invierte las partículas de mi cuerpo y el suyo; y como un vórtice planetario succiona la energía de mi compañero, creando así los más potentes y hermosos orgasmos. Cuando lo hago sola este vórtice que se mueve, justo como imagino lo hacen los agujeros negros, atrae hacia mi códigos, imágenes y sensaciones tan absolutamente placenteras y mágicas que siento la segregación química en cada uno de los poros de mi piel embelleciéndome y haciéndome sentir completamente feliz. También es distinto lo que pasa luego del orgasmo: unas veces quedó llena de energía, me siento eufórica y podría hablar interminablemente o salir a hacer algún tipo de deporte.

Otras me siento lánguida y quisiera tener tiempo para estar a solas, espacio y silencio para procesar lo vivido. A veces quiero abrazarme a mi pareja porque me siento conectada, quiero prolongar la sensación de amor y beneplácito al permanecer conectada con su piel. Y otras solo quiero dormir o simplemente me duermo, estoy más allá de toda posibilidad de funcionar hahaha, sí, no solo les pasa a los hombres.

Cuando lo haga sola, necesito mover la energía por todo mi cuerpo, así que recurro a posiciones yoguis para estirar músculos y huesos junto a la respiración de mis pulmones y la cosquilleante energia que no deja de circular por todo mi cuerpo. Cuando estoy sola vuelvo a empezar para generarme un segundo y hasta un octavo orgasmo (ver los ejercicios del último capítulo) en distintas posiciones que lleven la energía del orgasmo a mis distintos chakras.

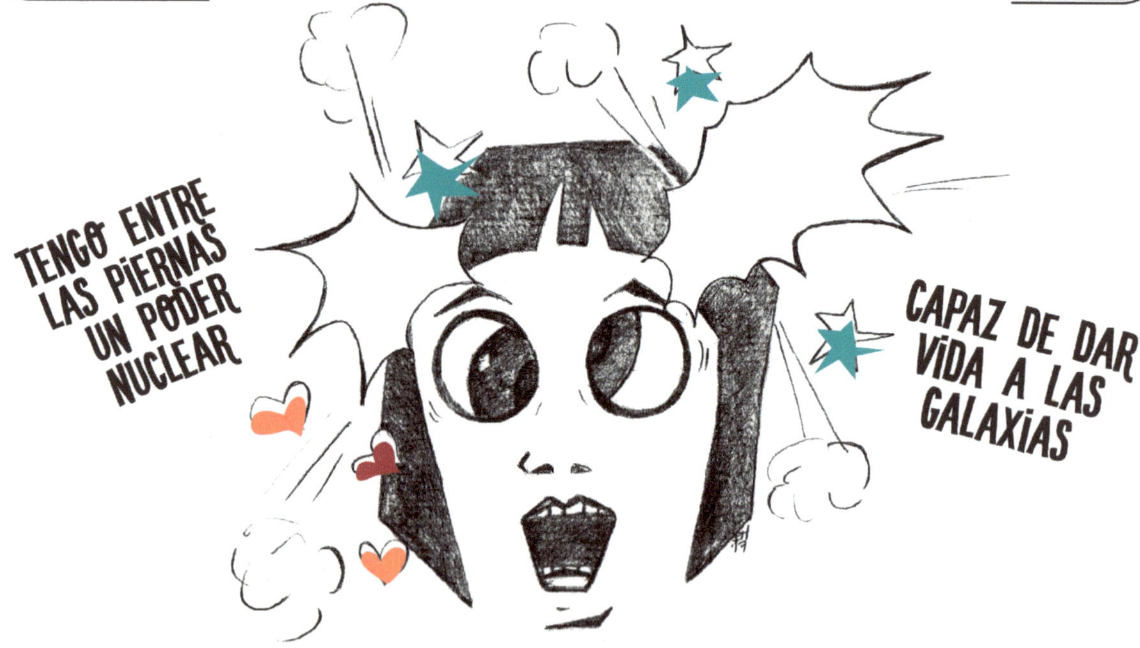

¿Cómo usar esta fuerza telúrica del orgasmo?

Sé por experiencia que cada orgasmo es un coctel químico expandido por mis sistemas, no puedo decir con certeza si empieza en el respiratorio, en el muscular o en el circulatorio. Su perfume va expandiéndose antes del clímax... no sé cómo se derrama durante el corto o prolongado orgasmo, pero luego voy sintiendo cómo camina cual líquido a la vez entre dedos y ojos, entre sexo y ano, entre pecho y estómago, por mi espalda y entre las piernas. Algunas veces se concentra en una solo área como si estuviera atorado o si fuera necesario permanecer allí.

Por eso, antes de iniciar la estimulación debes aprender a murmurar o a decirte frases que para ti tengan sentido. Yo digo algo como esto:

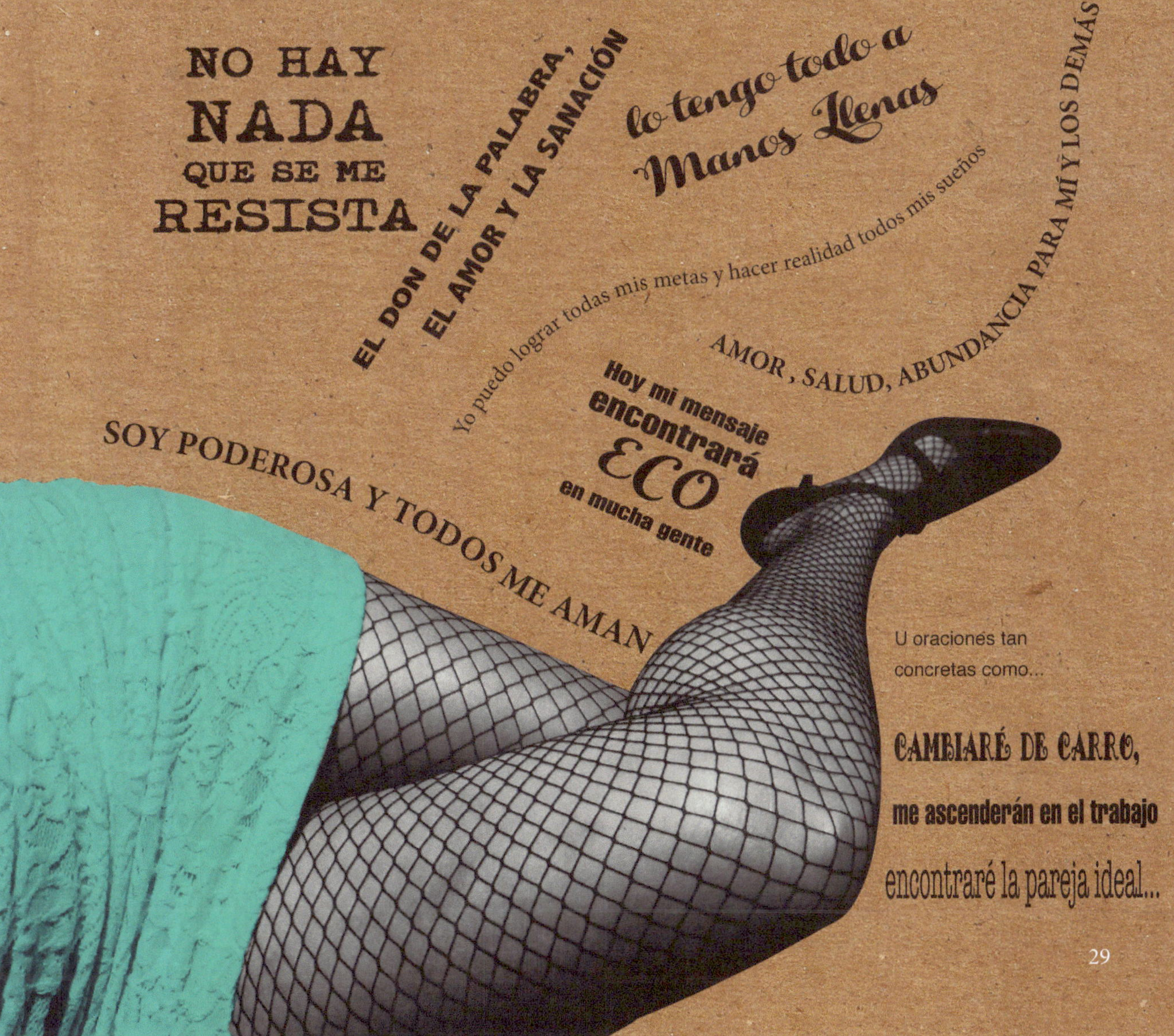

A veces me amo frente a mi pequeño altar con símbolos que pueden llegar a mi subconsciente con facilidad, esos símbolos son todo lo que quiero ser y sueño, así al operarme frente a ellos estoy hablando con mi **YO** superior de una manera directa. Al explotar estoy poniendo la energía creada donde quiero, direccionarla a esos objetos es cargarlos de mi esencia más potente: amor por mí y por todo. Si esto que te cuento te parece muy pagano inventa tu propio mantra de poder y repítelo mientras respiras y te amas.

Usar toda esa fuerza, la de las hormonas y más específico la oxitocina, es la clave para provocar en nuestras vidas lo que deseamos. Es simple, el provocarnos orgasmos es la puerta a la refri repleta de alimentos, los necesarios para el cuerpo la mente y el alma, todos al alcance de la mano o de un par de dedos para ser más exactos.

LA OXITOCINA SE LIBERA EN GRANDES CANTIDADES DURANTE EL PARTO Y LA LACTANCIA, Y ESTÁ RELACIONADA CON LA AFECTIVIDAD, LA TERNURA Y LA FIDELIDAD, POR LO QUE UNA BUENA INYECCIÓN DE OXITOCINA NOS DA CONFIANZA Y APERTURA EMOCIONAL, ES DECIR QUE SOMOS MÁS CARIÑOSAS LUEGO DE UNO O VARIOS ORGASMOS.

El doparte de manera natural con explosiones de placer significa que no hay preocupaciones, ni vergüenzas, incluso el amor sobra en un momento en el que el cerebro y el cuerpo, tal cual olla de presión, quieren explotar y he allí los extraños sonidos como ronroneos o largas monosílabas provocadas por las cuerdas vocales. El orgasmo pone en marcha nuestro corazón llevando mayores cantidades de oxígeno a lo largo del cuerpo, por lo que puede reducir la depresión, la ansiedad y el estrés inmediatamente.

VIVE SIN DOLORES MENSTRUALES
RECÉTATE ENDORFINAS Y FELICIDAD A LA CARTA

Las endorfinas son lo más cercano a la morfina. Si tienes dolor de cabeza o dolor abdominal provócate un orgasmo y olvídate de las medicinas. No me creas y ponlo a prueba, hahahaha será divertido.

Para terminar, más buenas noticias, después del primer orgasmo es mucho más fácil conseguir los siguientes así que por qué dormirnos si podemos seguir. ¡Aja!; si estamos solas podremos seguir la fiesta, si estamos con pareja que quede advertido que tiene un rato para recuperarse para luego continuar, si no, que se prepare para el show.

Estoy convencida que por esta capacidad, en el pasado, los religiosos nos acusaron de libidinosas, perdidas del demonio, ninfómanas y responsables de provocarlos hasta pecar.

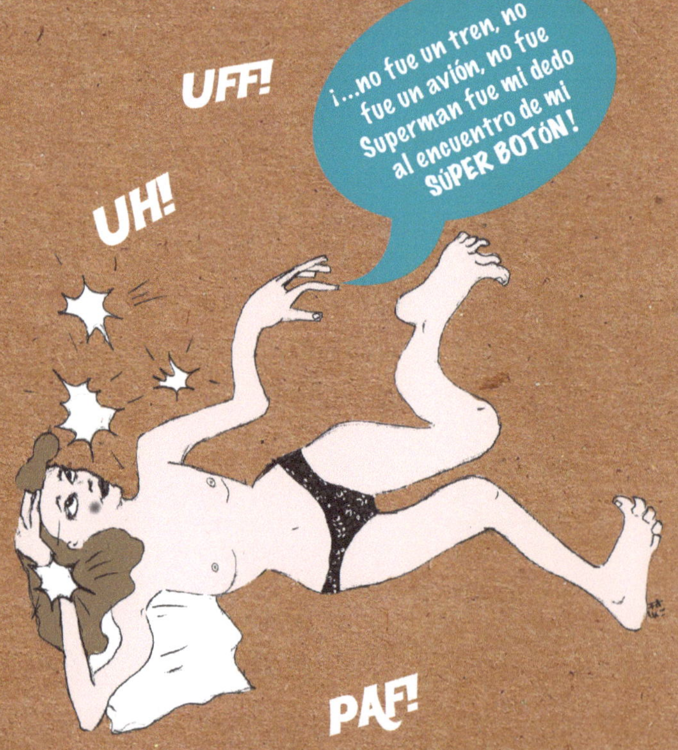

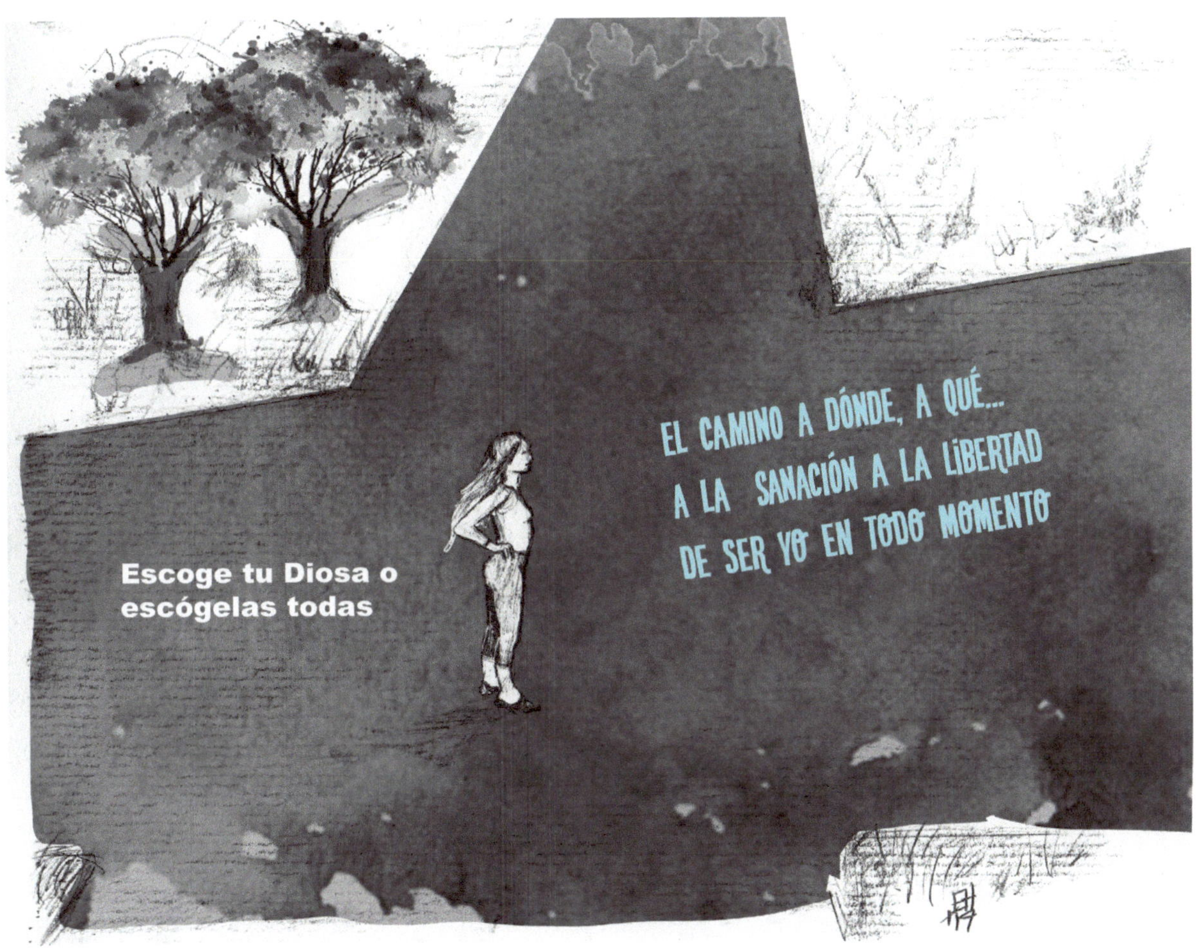

Palas Atenea

Palas Atenea era la Diosa virgen de la guerra justa y de la sabiduría, es congruente entre lo que piensa, siente y hace. Simboliza a la mujer guerrera que usa la astucia y la estrategia, y que antepone la razón a las emociones. Es intelectual e intuitiva a la vez, al ser honesta con ella y con todos ni se miente ni miente a otros. De una u otra manera necesita crear arte: pinta, escribe, toma fotos, reúne todo tipo de objetos que significan algo y que le hablan desde el lenguaje de los elementos. Puede ser tan eficiente y perfeccionista que se exige de más y a veces le cuesta relajarse. En la carta natal, habla de la habilidad para resolver problemas, de la capacidad para aprovechar los recursos, afrontar las adversidades y defender lo que se considera digno de defensa. El signo en el que se encuentre Palas en la carta natal muestra la forma en que la persona usa dichas habilidades. En la manera que utiliza su mente objetiva y científica dice qué tipo de estratega es.

Vesta, la llama eterna

Vesta, hija de Saturno y Rea, era la diosa romana del fuego del hogar, de la unión familiar-nacional y de las tradiciones. Ella es la que sostiene la unidad de las familias y los pueblos. Comprometida, espiritual, sensible y amorosa ella da seguridad a los débiles y protege a otros con su magia y su poder. Es una maestra que enseña a otros los principios de la manada: unión, plenitud, integridad y esencia. Despertar a Vesta en ti es la sanación espiritual de esta y otras vidas. En la antigüedad las vestales eran las sumas sacerdotisas que mediante rituales sexuales invocaban a la diosa y curaban a través de la energía lunar y sexual. Iniciaban a los hombres en el sexo sagrado y a las mujeres las enseñaban a ser el templo donde masculinidad y feminidad se unían para ser una sola fuerza creadora. Para mantener despierta a la vestal que hay en ti, mantén una vela roja encendida en tu habitación y conéctate al fuego de tu espíritu.

Juno

Juno era la diosa del matrimonio en la mitología romana, al igual que Hera lo era en la mitología griega. En nosotras es la pareja y el compromiso que hacemos con el otro, la otra e incluso con nuestros hijos. Juno desbalanceada es celosa, imponente y posesiva. Trabajar esta diosa es liberarnos de emociones negativas que no nos permiten trabajara, amar y crecer en pareja de una manera sana. Juno bien vivida es apoyo, respeto mutuo para y con la pareja y la sociedad en general.

Ella es leal, sexy, excitante y atrevida de una manera creativa. Ella vela por todo tipo de asociaciones en las que ambas partes deben participar, aportar algo y así salir los dos lados favorecidos. Madre y amante esta relacionada con la belleza y la estética. El signo astrológico en el que se encuentre Juno en la carta natal muestra el tipo de persona que nos atrae y con la que tenderemos a establecer una relación formal. También cómo nos comportamos en la relación, lo que entregamos y lo que recibimos.

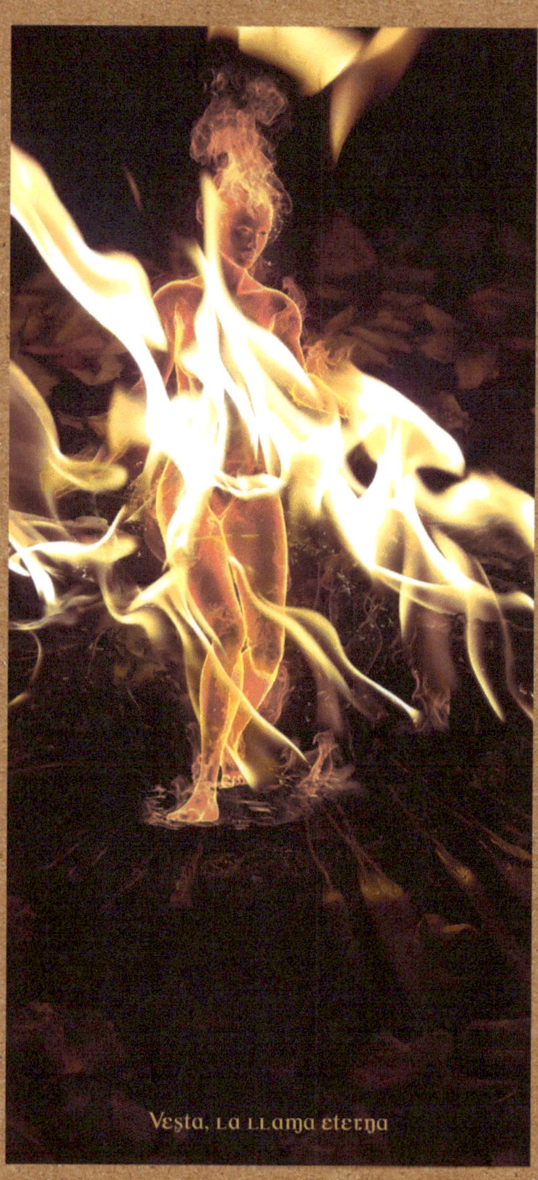

Vesta, la llama eterna

Lilith

Lilith es la Diosa oculta que habita los sueños y el lado oscuro de la Luna. Dice la leyenda monoteísta que Lilith fue la primera mujer de Adán y que fue hecha de la tierra, no de su costilla como Eva. Ella es una mujer independiente, rebelde y fuerte que busca su propio lugar y protagonismo en el mundo y en su propia historia. Fue desterrada al mar muerto donde se hizo a sí misma Diosa. Es la mujer que se rebela ante Dios, los hombres y los límites. Ella no teme a la soledad, las penurias ni los retos. Prefiere la aventura por encima de un hogar o la estabilidad de un trabajo y una vida aburrida. Ella es un alma libre e imparable, pero sobre todo inmensamente valiente.

En la antigua civilización babilonica, siria, egipcia, hindú, Lilith es el equivalente de La Gran Diosa, ella es parte del mundo de los sueños, es la reina de los súcubos o demonios femeninos que se revelan en los sueños para seducir, devorar a los hombres y sacar su energía sexual. Por eso es la Diosa de la iniciación, de los iniciados, de la muerte y de la trascendencia. Poderosa ella se enfrenta ante todo y todos en nombre de lo que ama y lo que desea.

BIEN INFORMADA NADA TE PUEDE PARAR, NO LE TEMAS AL CONOCIMIENTO, INFÓRMATE, LA CURIOSIDAD TE LLEVARÁ A DISTINTAS RESPUESTAS.

TERCERA PARTE
El Espíritu

La expansión, la rendición

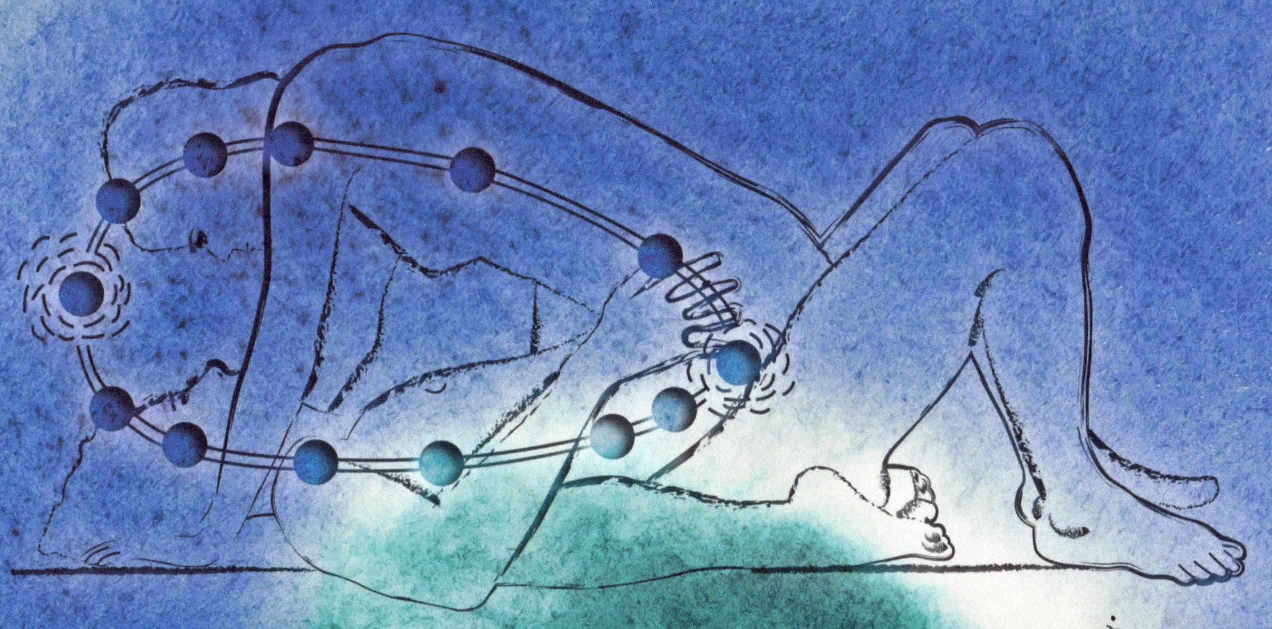

El espíritu, la raíz de mi bienestar.

Yo soy el deseo.

Con la vibración de mi cuerpo sano mi espíritu.

Yo soy la vasija que recibe la luz y la proyecta al mundo.

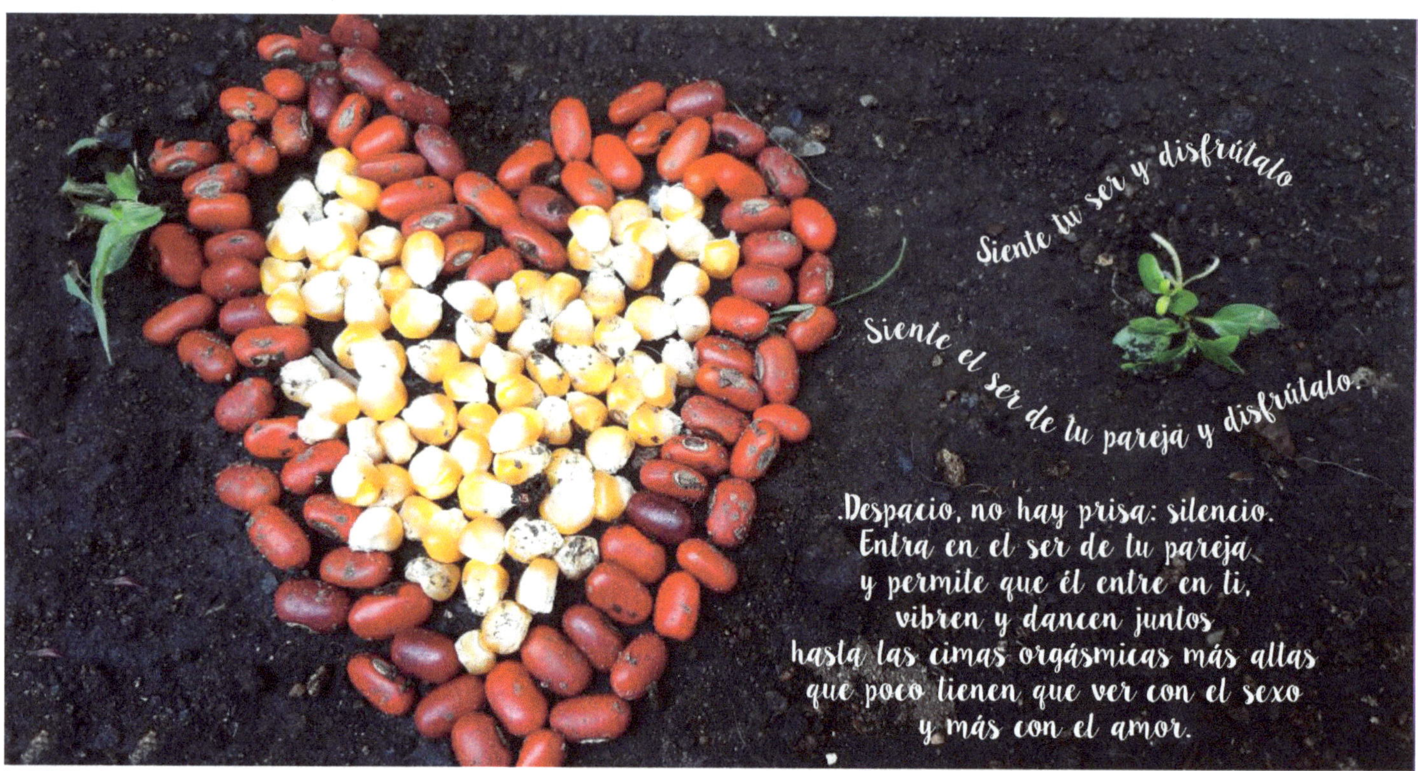

Mi historia...   Lisa

Recuerdo que la primera clase de educación sexual que recibí fue a los 11 años, y fue con mi madre. Estábamos en el mercado. Ella mientras compraba naranjas me decía: las niñas son como las naranjas, ves, estas que están aguadas es porque las personas vienen y las tocan, las magullan y se ponen feas, a esas nadie las escoge. Cuando alguien quiere comprar una, siempre va a escoger las macizas, las más duras, las más dulces. A mis once años escuché aquella historia sin entender realmente de lo que mi madre estaba hablando, mi intuición me dijo al oído con voz muy suave, casi como un susurro del más allá: te está hablando de sexo. Lo que sí he de confesar, es que aquella historia logró su propósito: mi madre en ese momento me programó, grabando en mí un fuerte mensaje.

"si no va a comprar no magulle"

Este es un dicho popular muy conocido, ¿te contaron una historia similar? Cuando llegó el primer chico a mi vida, ¿qué crees que pasó? ¡Exacto! Me dije, a mí no me tocas si no vas a comprar. Que he de mencionar, adicional al tema, el tocar que mi madre se refería al sexo y al comprar como al matrimonio, el verbo "comprar" conforme los años también lo fui entendiendo, esa implicación que viene como subtexto en letras minúsculas en el contrato

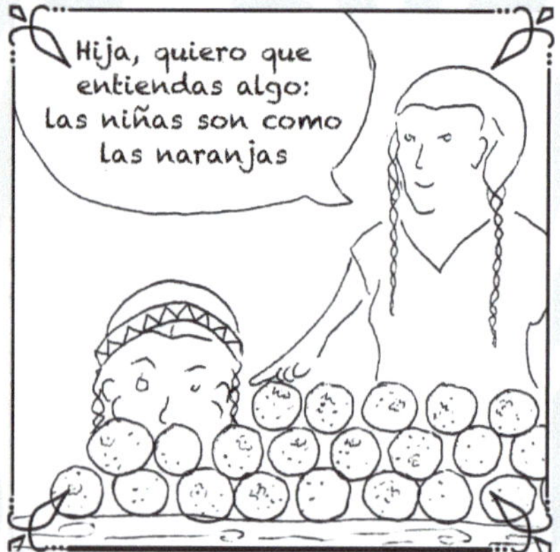

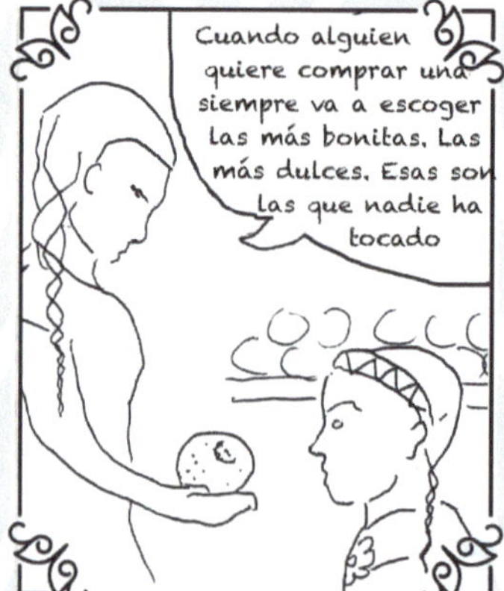

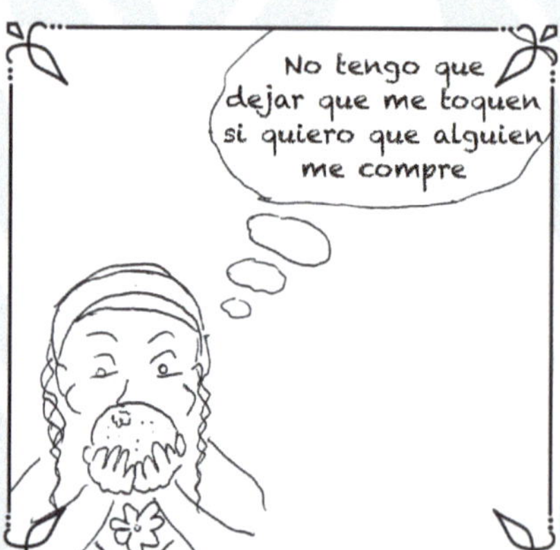

del matrimonio latino, que reza de manera implícita que la mujer pasa a ser propiedad del esposo y que nadie habla de eso, al igual que con el sexo.

Entré en una especie de crisis existencial cuando me enamoré por primera vez, quería ser tocada, lo deseaba. ¿Cómo le hacía entender a mis hormonas y a mi corazón que eso no me estaba permitido, que tenía que "guardarme virgen para el matrimonio"? Con un trabajo de medio tiempo y estudiando arquitectura, el tiempo libre era muy poco, aún así nunca falta un roto para un descosido y ahí estaba mi paciente descosido enamorado, guiándome dulcemente por el camino de la seducción. ¡Pobre chavo!, lo que lo hice sufrir, lo dejaba hacer casi de todo y justo en el momento donde mi cuerpo daba las señales claras y húmedas de que estaba lista para una penetración, simplemente no podía y lo dejaba parado justo en la puerta, cerrándosela casi de un portazo. ¡Vaya maldad!, creo que a la fecha me ha de odiar.

Una noche, me imagino que de esas que le cerré la puerta a mi desafortunado descosido, tengo mi primer sueño húmedo, medio dormida y entre que estoy soñando con el amor y el deseo quemándome la entrepierna, bajo instintivamente mis manos buscando algo que latía como un radar y que demandaba ser explorado por mis manos... No tardé ni un minuto en encontrar mi clítoris, mi punto G, X y Y, y con ello mi centro de PODER, de poder explotar, sentir, manifestar, amar, crear y más allá de cualquier cosa que me hubiera imaginado que era el orgasmo. Sentí todos los orgasmos que no me había permitido sentir hasta ese momento. Recuerdo que fue largo porque no podía parar, era como una ola que subía con intensidad y bajaba con ritmo, era una sinfonía todo aquello, sentía que todo mi cuerpo era recorrido por una energía exquisita, podía sentir cada cabello de mi cabeza y cómo se erizaban uno a uno todos mis vellos. Era algo hermoso, como si estuviera haciendo el amor con el universo, y aunque todo empezó con un sueño con mi novio, muy pronto desapareció y en ese momento era yo conmigo.

He de confesar que saqué una maestría en el tema de la exploración dactilar, y aunque sentía que estaba haciendo algo malo, no era tan malo como la penetración, adicional que no habían riesgos. Era el plan perfecto, tenía placer,

tenía a mi novio y tenía intacta mi virginidad. Claro a mi novio no le pareció tan perfecto, pero esa es otra historia. Descubrir el orgasmo yo sola me dio seguridad, control y más adelante me di cuenta de algo muy valioso para mis relaciones: me dio el autoconocimiento, me conocía y me conocía muy bien.

¿Pero que hacía con la culpa?, sentía que estaba cometiendo un pecado, e hiciera lo que hiciera iba a ser pecado, la única solución era casarme y no estaba interesada en ese momento.

A pesar de que busqué una guía dentro de la religión que profesaba, también

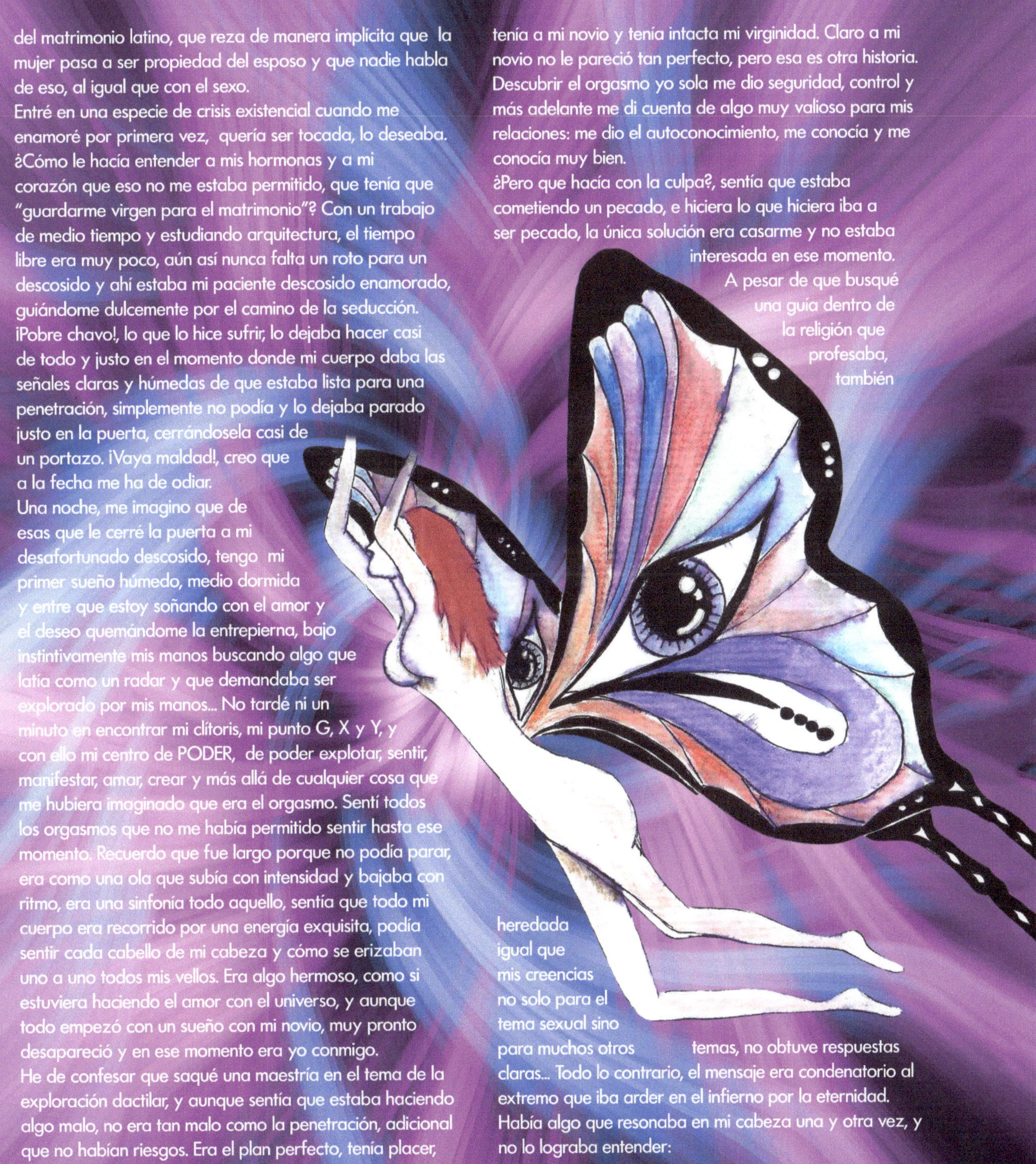

heredada igual que mis creencias no solo para el tema sexual sino para muchos otros temas, no obtuve respuestas claras... Todo lo contrario, el mensaje era condenatorio al extremo que iba arder en el infierno por la eternidad.

Había algo que resonaba en mi cabeza una y otra vez, y no lo lograba entender:

¿Por qué al hombre y a la mujer les avergüenza hablar de algo
que a Dios no le avergonzó CREAR?

Ahora en mi edad adulta, después de un divorcio que
sané en parte con la energía del orgasmo, ¿por qué
digo en parte?, porque superar el trauma de abandono
requiere de centrarte en lo que eres, reconocer tu valor, no
esperar que los demás o tu pareja lo haga, lo tienes que
saber tú, alinear todo tu sistema: mente, corazón, cuerpo
y espíritu a tu propio reconocimiento de quién eres. Lo
mejor que me pudo pasar hasta ahora fue mi separación.
Vivir la experiencia de la infidelidad y el abandono fue el
trampolín que me arrojó de forma abrupta y sin piedad al
agujero del autoconocimiento, del rencuentro con mi ser, un
camino solitario donde me vi obligada a enfrentar mis más
oscuros demonios y fantasmas. Se me había olvidado
quién era y el poder que tenía de crear y de manifestar
mis sueños, de creer en la magia y que yo era la fuente
del deseo. Me permití sanar las heridas de mi corazón,
amándome, sanando mi mente y sus condicionamientos
(algunos heredados), desbloqueé a través del orgasmo
mi propia sabiduría ancestral de muchas vidas, sané mi
cuerpo físico porque al liberar los químicos en el orgasmo
mi cuerpo sanó y perdonó. Después de que mi alma
atravesó la noche más oscura de mi vida, una noche larga
y fría, entendí y acepté que no somos perfectos, que
venimos a vivir experiencias y entre más diversas más nos
enriquecemos, me quedé con lo bueno y solté lo pesado,
lo tóxico, lo que amarga el espíritu, y por último encontré
en mí el estado de gratitud que me permitió dar las
gracias a la persona con la que compartí ocho años de mi
vida. Gracias por haber sido el vehículo que me condujo al
rencuentro con mi ser.

Hoy en día, como mujer madura, puedo decir con total
certeza que el conocerme cómo pienso, cómo siento,
cómo vibro y cómo amo ha sido el único camino que yo
encontré para vivir en plenitud. Desarrollar mi sexualidad,
permitiéndome experimentar el orgasmo en cada
encuentro sexual con mi nueva pareja o sola, me ha dado
la energía para renovar mi vida.

El orgasmo compartido es una experiencia espiritual

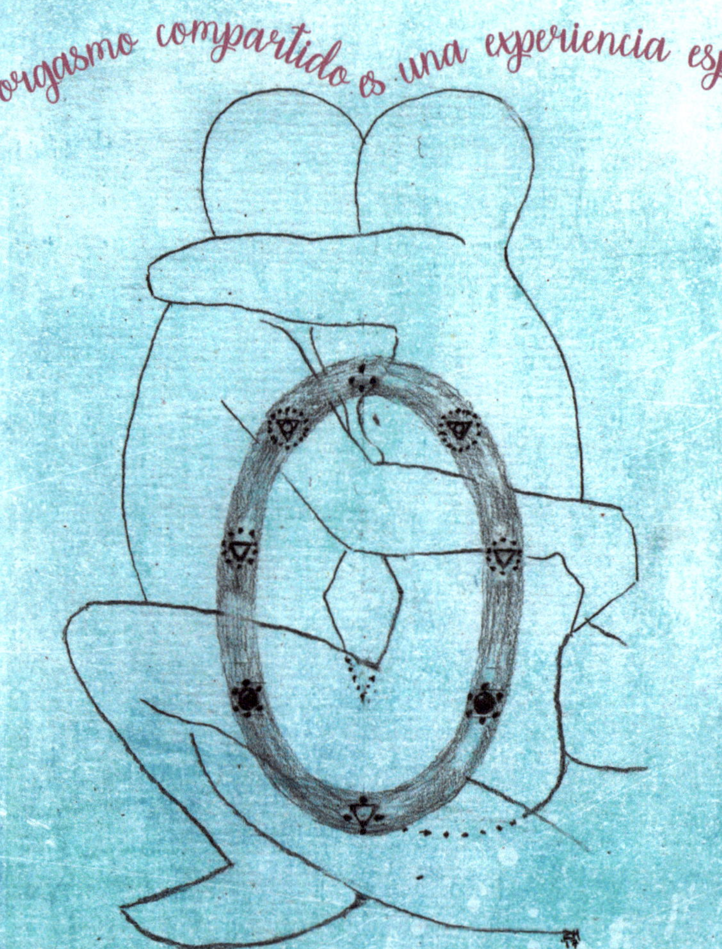

Del latín espíritus y
este del verbo spirare,
que quiere decir soplo,
aliento, también podemos
agregar las palabras:
respirar, inspirar,
suspirar. La parte
inmaterial del cuerpo
humano es la que nos
da la vida a través del
aliento y la respiración,
desarrollándola cada
quien con su propia
energía, es decir que
algunos desarrollan un
espíritu aventurero,
vengativo, joven,
entusiasta. Nuestro
espíritu nos va a
guiar para tener las
experiencias que el alma
requiere vivir.

¿Qué es el orgasmo desde el punto de vista espiritual?

Los humanos somos seres profundamente sexuales y eróticos, y el motor que nos impulsa es el deseo. Deseamos aceptación, amor, plenitud, riqueza, sabiduría, reconocimiento, alimento, placer y sin excepción todos deseamos buen sexo.

El deseo sexual es el más fuerte de todos los deseos humanos porque nos da la vida, nos llena de energía, una energía que sana siempre y cuando sea del *buen sexo*.

Así como hay comida tóxica y saludable, ahora le llaman comida feliz y comida triste. De igual forma es en el sexo, hay tóxico o triste y saludable o feliz.

El tóxico es el que lo practicas como deporte, buscando romper un récord o aceptación, te quedas en lo físico y al final te deja una sensación de vacío y tristeza.

El saludable es el que te anima a ser audaz, atrevido, juguetón, hay risas, juegos previos, es desordenado, amoroso y salvaje a la vez, es el que te hace vibrar antes del orgasmo. El sexo saludable es el trascendental, te hace sonreír, es el que le da placer al cuerpo y conduce a la plenitud del alma.

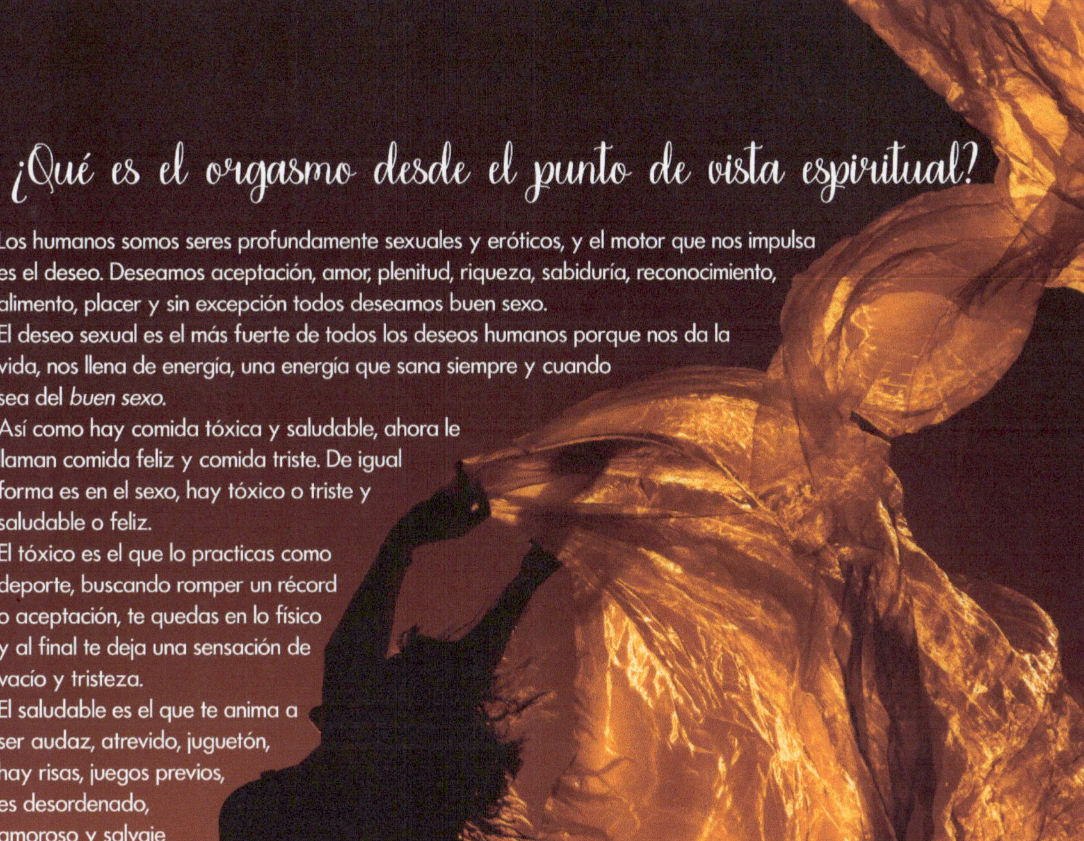

No sientes vergüenza ni culpa, encuentras el significado de conexión donde es importante el primer y último beso, rendirse en el orgasmo a través del abrazo es el encuentro, la unión perfecta de dos almas formando un solo cuerpo. Suena hermoso, ¿cierto? Sin embargo, no es fácil llegar a ello, por lo menos no en el primer encuentro y claro que siempre hay excepciones de aquellas almas que se reconocen en el tiempo y pueden llegar a la luz en el primer encuentro. Para todos los mortales toca trabajo previo. Y es aquí en donde la energía femenina tiene el papel de guiar, enseñar y llevar el ritmo del encuentro. La energía masculina es tosca, bruta, salvaje y lo único que por naturaleza quiere es penetrar y acabar en un orgasmo.

¿CÓMO LE ENSEÑO A MI PAREJA?

A través del ritmo, de los juegos de seducción, aunque llevemos 20 años con nuestra pareja, podemos, al igual que en la cocina, preparar los alimentos con dedicación y a fuego lento. Durante este juego preliminar, el hombre debe dedicarle tiempo a su pareja con toda su energía hasta lograr excitarla al grado más alto posible. ¿Por qué? La Luz no puede manifestarse ni expresarse sin un receptor puro, es un principio kabbalístico. En el momento en que la mujer se excita y su deseo se intensifica, convirtiéndola en un receptor puro y efectivo, se convierte en una especie de recipiente para que la Luz la llene desde un Mundo Superior. El papel del hombre es el de dar y el de la mujer es el de recibir.

Cuanto más grande es el deseo de una mujer, más Luz es capaz de recibir, no solamente para ella y su pareja sino para el mundo entero. Porque de esa energía nos alimentamos todos.

Limpiando mi casa antes de dar y recibir

Al ser conscientes de nuestro papel en el acto sexual, como mujeres, debemos conocer el camino que nos conduce a una excitación total para ser buenas receptoras de la Luz.

Limpiar nuestra mente de pensamientos y creencias obsoletas, nuestro corazón de antiguas heridas, es importante como lo explicamos en el Capítulo 1 de este libro. En mis sesiones personales de coaching, a menudo recibo mujeres con problemas de pareja, inician disminuyendo las caricias inesperadas hasta llegar a eliminar del todo los encuentros sexuales con su pareja. Vamos acumulando tanta basura en nuestra mente que dejamos que nuestras relaciones se vayan apagando.

Sobre tocarse a sí misma, sola o en compañía de su esposo, una de mis pacientes tenía las siguientes creencias:

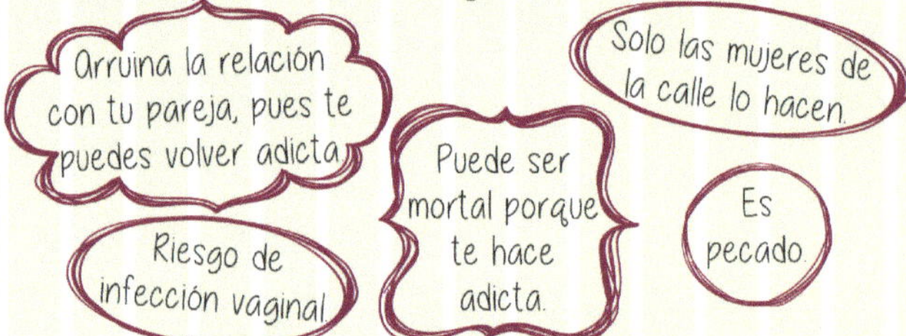

Dime, le dije, ¿Cómo es posible arruinar la relación con tu pareja, más de lo que me has platicado?, ¿qué cambios podrías hacer en tu mente para mejorar la vida sexual con tu pareja?

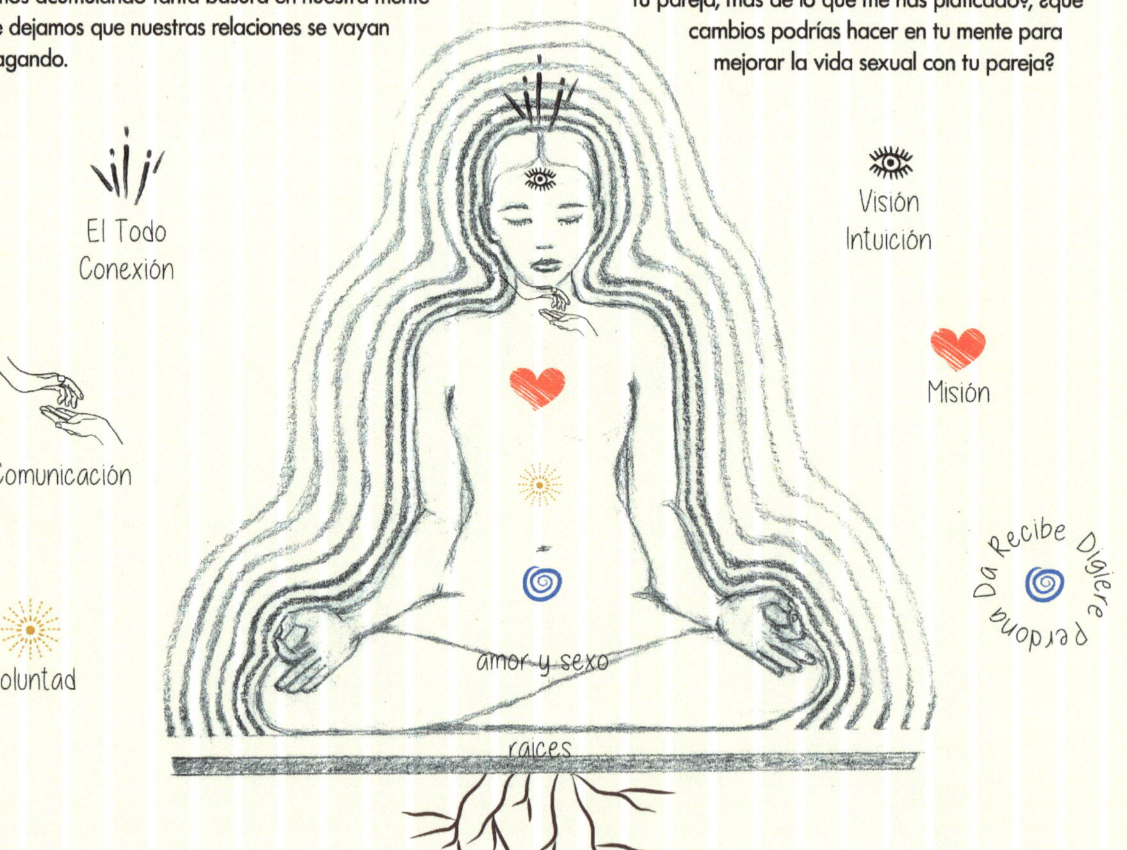

Luego de varias sesiones, haciendo cambios que incorporaban a su pareja, lograron encontrar el camino que los llevó a salvar su matrimonio. No solo resolvieron sus problemas en la cama sino también resolvieron problemas económicos porque volvieron a ser cómplices, amigos, a recordar por qué habían decidido casarse. Al descubrir los juegos clandestinos, seductores y a platicar hasta la madrugada, volvieron a dormir abrazados.

La mente del hombre es más simple, la de la mujer es más compleja. Nada nuevo, eso lo saben la mayoría de las personas. Al aceptarnos como somos, así de complejas,

nos permitimos actuar desde ese lugar: lo complejo. No esperes que te entiendan, entiende tú lo que te gusta. Tomar la batuta de nuestras relaciones y decir cómo, qué, dónde y cuándo mejorará tu relación sexual si no tu relación en general.

Es por ello que yo te recomiendo que te conozcas, cómo piensas, cómo sientes, cómo vibras. ¡Que te toques!: tócate el alma, el corazón, la mente, el clítoris y vibra, vibra con el universo entero porque la energía femenina es la que conduce al amor y da la vida.

Juegos

Más que ejercicios yo los llamo juegos, porque quiero, si me lo permites y ya que llegaste hasta esta parte de libro, que te diviertas, que vacíes tu mente y te entregues de lleno al mundo del placer. Quiero que reveles tu energía, tu poder, tu luz, tu AMOR.

No importa si estás en crisis con tu pareja o empezando una relación, borra todo el pasado y prográmate de nuevo. ¡Allá vamos!

1. HASTA QUE YO LO PIDA

Este es un juego que tú lo puedes bautizar con el nombre que a ti te gusta. El propósito es que tú, con una frase o con una señal, le comuniques a tu pareja que estás lista para la penetración. La vagina lubrica con el estimulo, eso ya lo sabemos, el secreto para alcanzar un orgasmo de niveles astronómicos y que rompas tu propio récord, es la espera. Así que con tu pareja vas a jugar y él no te puede penetrar hasta que tú alcances un estado de excitación en el que no sobrepases por mucho tu nivel de lubricación normal.

2. REDESCUBRIÉNDONOS

Este es un juego que abre el mundo de todas las posibilidades, y con el que puedes encontrar lugares que ni te imaginabas que existían en tu cuerpo y que te llevarán a descubrir muchas posibilidades de compartir con tu pareja.

Cuenta cuántas áreas erógenas tiene tu pareja, puede ser a través de un masaje suave (puedes combinar el ejercicio con una deliciosa comida y bebida). En este

ejercicio es importante que se resistan al encuentro sexual y que descubran cuántas zonas erógenas tienen cada uno, qué sientes en cada parte de tu cuerpo. Empieza de los pies hacia arriba. Ya en el encuentro sexual, permite que los órganos sexuales se encuentren sin movimiento del cuerpo, solo se valen las caricias.

En una posición de lado y frente a frente con tu pareja, puedes verlo a los ojos. El resistirse al movimiento los conducirá no solamente a una mayor excitación, si no también experimentarás un encuentro de almas en donde el cuerpo no es necesario. Permanece en esa posición, y hazte consciente del latido del corazón de tu compañero y te darás cuenta que poco a poco se convertirán en un solo latido, al mismo ritmo, la misma temperatura del cuerpo, la misma energía. Hazte consciente que la energía masculina la recibes entrando por tu vagina, pasando por tu chacra raíz (el coxis, el yo tengo); luego conscientemente llevarás esa energía por tu segundo chacra sacro, cinco dedos arriba del coxis (yo deseo) y la subirás hasta el tercer chacra plexo solar, la boca del estómago (yo puedo) un escalón más, el cuarto chacra el corazón (yo amo); y aquí se la entregas a tu pareja de corazón a corazón, para crear un circuito donde él te la vuelve a entregar por su chacra raíz, así hasta llegar al orgasmo. Creando este circuito de energía, los dos explotarán al mismo tiempo en el orgasmo, llenándose de Luz mutuamente, fortaleciendo su energía y sobre todo su amor.

Este es un masaje para despertar la energía sexual, mantenerla y llevar luz a cada uno de los chacras. Hacerlo crea una conexión fuerte con la pareja pues este sirve de instrumento para el otro. Este ejercicio no es un encuentro sexual, no hay besos, no hay penetración, es importante que la persona que dé el masaje, contenga su deseo de participar para dejar a la otra, manejar su energía, limpiarla y potencializarla. Es un ejercicio de sanación donde nos damos el permiso de llorar, de reir, de vomitar si es necesario.

Este ejemplo es para que una mujer reciba y se lo otorgue otra persona:

PASO UNO:

Usen aceite de sándalo, canela, pachuli. La mujer estará acostada boca arriba y se empieza con un masaje suave en los pies, luego subir por las piernas, bajar hasta las rodillas, volver a subir por la entrepierna, tocar levemente la vagina, volver a bajar siempre por la entrepierna a la altura de las rodillas, volver a subir, repetir las veces que sea necesario hasta relajar y quitar tensiones

PASO DOS:

Colocarse en medio de las piernas y abrirlas ligeramente. Con el dedo pulgar de la mano dominante, buscaremos el chacra raíz, que es en medio del ano y la vagina. Presionaremos suavemente y le pediremos que con cada presión ella contraiga hacia adentro el punto donde siente la presión, repetimos varias veces.

PASO TRES:

Poco a poco su cuerpo se contraerá rítmicamente, con un masaje suave a su clítoris intensificaremos la energía, conforme vaya subiendo la energía sexual, le pediremos que esas explosiones las vaya llevando hacia arriba, conectando con su siguiente chacra, el sacro, que se encuentra a cuatro dedos debajo del ombligo. Al cual le daremos un masaje con la otra mano, es importante nunca dejar de estimular el chacra raíz con la mano dominante. Ella llevará su energía sexual al segundo chacra y lo iluminará, sintiendo, escuchando, oliendo y percibiendo qué recibe en este punto de su energía.

PASO CUATRO:

Tocamos con las dos manos, las costillas, colocamos aceite y damos un ligero masaje, buscamos el siguiente chacra, el plexo solar, este se encuentra cuatro dedos arriba del ombligo. Podemos dar un espacio de descanso en esta parte, y ahora retomamos la estimulación del chacra raíz, podemos soplar la vagina, podemos estimular el clítoris con la otra mano, pero no podemos besarla, y cuando vuelva a contraerse volvemos a hacer el mismo ejercicio, con la otra mano tocamos el plexo solar y pedimos que suba la energía hasta el plexo solar. Escuchando, viendo, sintiendo todo lo que pasa en este punto.

QUINTO PASO:

Podemos descansar un momento, acariciar la piel y volvemos a repetir el ejercicio por cada chacra restante. El siguiente es el chacra corazón, limpiar este chacra es importante, aquí se guardan todas las emociones tóxicas, las traiciones, los engaños, las deslealtades, los rencores, los odios. Cuando llevemos nuestra energía a este punto, llenaremos de luz y de amor nuestro chacra corazón para limpiar y transmutar. Es importante poner atención a cada cosa que vaya sucediendo en nosotros, escuchar

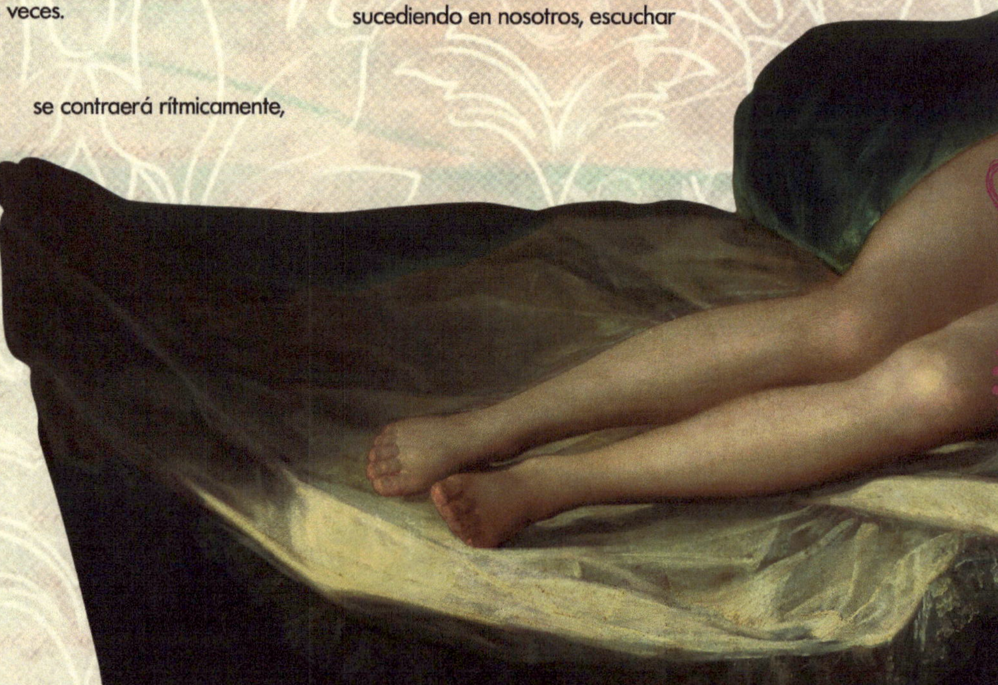

con atención, pues muchas veces podemos recibir mensajes de nuestro yo superior.

Démonos el permiso de llorar, de reír, de vomitar si es necesario.

SEXTO PASO

Seguimos con el mismo ritmo de nuestro masaje, permitiéndole a ella recuperar el aliento, que descanse, podemos dar masaje en los costados y cuando lo creamos conveniente, estimulamos el siguiente chacra, el chacra de la comunicación, que es el de la garganta, le das un masaje y repites lo mismo que en los otros chacras, aquí está todo lo que no hemos dicho, lo que nos hemos tragado, lo que no nos atrevemos a expresar, limpiamos y purificamos. De igual forma, al llevar nuestra energía a ese punto con total consciencia para entender qué pasa, qué guardamos en ese punto.

SÉPTIMO PASO

Repetimos todo el proceso y ahora estimulamos el siguiente chacra, el tercer ojo, y aquí es importante que sintamos cómo expandamos nuestra consciencia, nuestra visión y cómo nos elevamos a otro nivel de apertura y conocimiento.

OCTAVO PASO

Del sexto chacra podemos pasar rápidamente al chacra corona, y aprovechar la ola de energía que se tiene en este momento y conectamos con el séptimo chacra, estamos casi por terminar y aquí es el clímax de todo el ejercicio, porque en este punto la energía recorre los siete chacras, se puede elevar las nalgas para una mejor circulación de la energía sexual, y simplemente dejar que la mujer disfrute esa descarga de energía divina y conexión con el universo.

Dejar que se recupere el aliento, y ya para finalizar, se puede dar un masaje relajante a la espalda. Lo más recomendable es esperar un poco para un encuentro sexual, ya que se han movido muchas cosas, y lo ideal sería entrar en un proceso de meditación e introspección de todo lo que se vivió, lo pueden hacer en pareja. Luego pueden intercambiar los puestos.

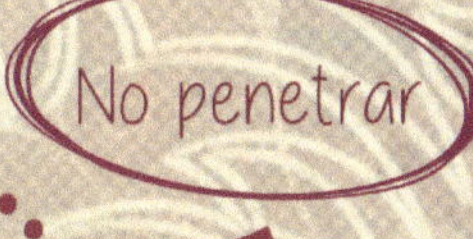

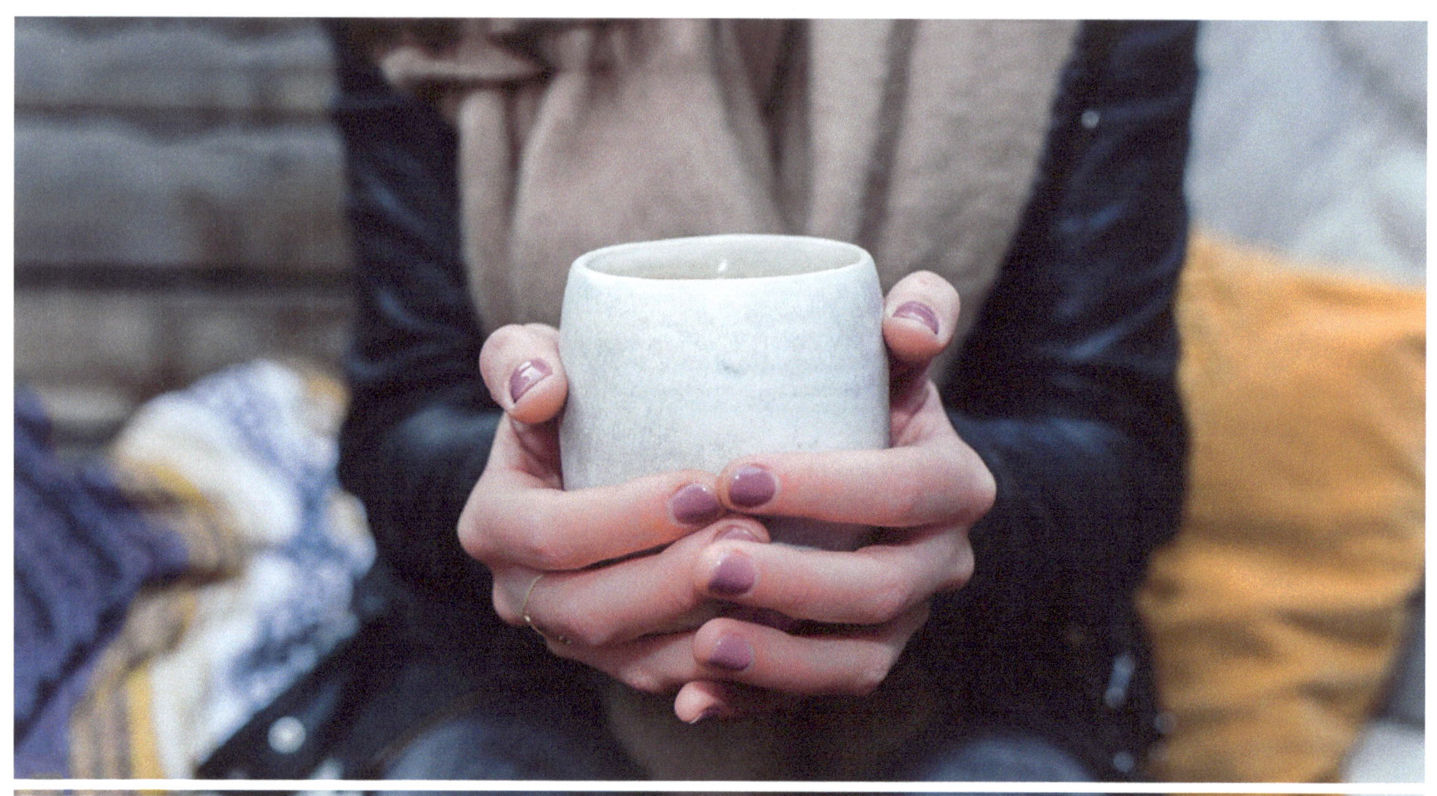

El espíritu se alimenta de lo que pensamos, hacemos y comemos

En la antigua cultura védica el universo se dividió en tres tipos de energía o fuerzas: *Sáttvica, rayásica y tamásica*. **Sattva o sáttvica se refiere a la pureza** (lo no alterado), la armonía y el balance, es el estado ideal al que yoguis y espirituales de toda religión desean llegar.

Rajas o rayásica habla de la pasión, de la actividad física o mental y de los procesos de cambio, o sea la transformación, es la energía en la que generalmente vivimos inmersos sin darnos cuenta.

Tamas o tamásica describe la inercia, el letargo y la oscuridad donde habitan el miedo, el apego y la soledad.

Cada una de estas fuerzas es alimentada, literalmente, por lo que ingerimos: la carne y todo lo que proviene de animales nutren la fuerza tamásica. El café, el chocolate y otros estimulantes nutren la fuerza rayásica.

Lo crudo, verduras y frutas, así como los cereales, hiervas y semillas nutren tanto las fuerzas físicas, como mentales y espirituales positivamente.

Grandes sabios o genios como Leonardo Da Vinci, Albert Einstein o Pitágoras entre otros muchos, promovieron el vegetarianismo como una alimentación que permite equilibrar al ser. Hoy muchas estrellas de la farándula que promueven lo mismo: Lady Gaga, Natalie Portman, Selena Gómez o Rosa Park, la mujer que se negó a ceder su asiento e inició un levantamiento racial, dijo: "con los años he aprendido que cuando la mente está clara, se reduce el miedo". La alimentación sátvica, da claridad mental y eleva la sensibilidad al entorno y las emociones, sin producir miedo.

Escoge conscientemente beber agua, jugos naturales, comer delicadamente, concentrándote en cada sabor, en la apariencia, los colores y en el olor de lo que ingieres. Servir la mesa de una manera hermosa y comer balanceadamente abre el camino a las mejores experiencias sensoriales.

Los alimentos más afrodisíacos son los más livianos o simplemente los que te hagan más feliz.

Respirar es la clave
Orgasmos a la carta

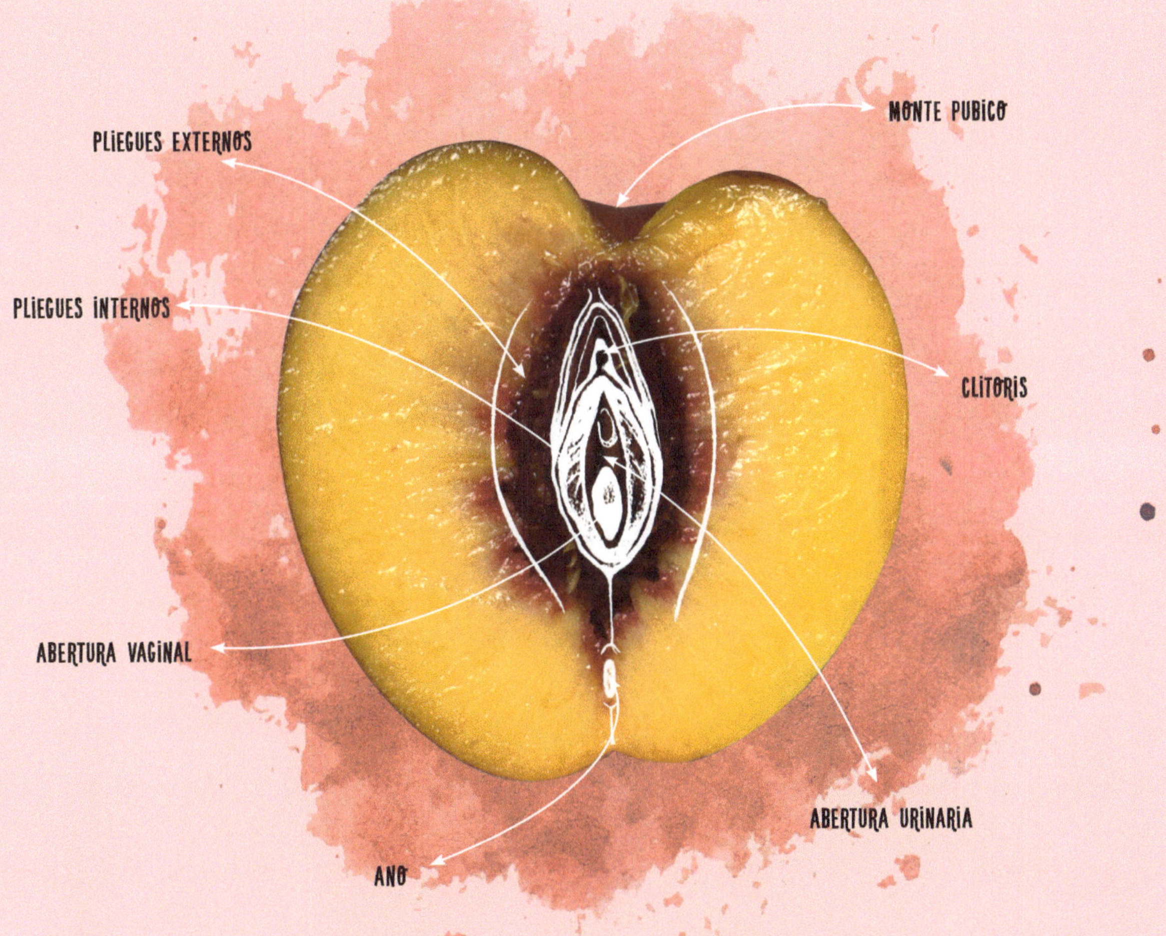

LAS POSES, FIGURAS O POSTURAS COMO GUSTES LLAMARLAS

Poses hay muchas... y muchas pueden ser las formas en que encuentres tu propio placer, está claro que cada mujer es diferente y cada una ha vivido a su manera. Como hablamos en la primera parte, cada una tiene sus propias creencias, sus limitaciones y a la vez sus herramientas personales para alcanzar lo que busca y sueña. Así que a continuación lo que vamos a detallar y mostrar son propuestas de posiciones comprobadas que sabemos que están al alcance de toda mujer que quiera intentarlo, pero si estas no te gustan o no te funcionan, ¡ni lo dudes!, inventa las propias.

LA RESPIRACIÓN:

Al hacerte el amor u operarte a ti misma presta atención a tu respiración, y dirígela a tu antojo. Respirar bien siempre es necesario, ya sabemos que si estamos cansadas y respiramos profundo nos llega más energía; que si estamos molestas y respiramos profundo en algo nos calmamos; que si queremos valor para decir algo y respiramos profundo, las palabras saldrán, si no volando, al menos saldrán. Así cuando nos hacemos el amor respirar correctamente es el primer paso para relajar cada una de nuestras células y llevar el aire no solo al corazón y al cerebro, si no usar el viento como un canal seguro para viajar mental o espiritualmente a donde queramos llegar. Si no lo has descubierto aún debes saber que tu vagina respira: si te acomodas de pie, acostada o sentada con las piernas abiertas y sin ropa interior y te permites relajar la pelvis descubrirás que el aire empieza a entrar y salir de tu canal vaginal justo como lo hace de tus pulmones. Ni te esfuerces, solo relájate. Lo puedes hacer en cualquier lado, incluso en la oficina o cuando manejas. Abre las piernas y percibe cómo se contrae la vagina sin que hagas nada. Por lo tanto, cuando estés lista para explorarte dirige tu respiración. Escoge tu postura, humedece tus dedos, acaricia tu clítoris y mientras haces todo esto concéntrate en cómo entra y sale el aire tanto de tus pulmones como de tu matriz, inhala y exhala conscientemente. Empuja el aire hasta tu vientre, ínflalo, y luego empújalo fuera. Hazlo al ritmo que sea el tuyo: ¿lento?, ¿más aprisa?, ¿necesitas contenerlo? Ya viene el orgasmo, termina de jalarlo con una larga y profunda inhalación, jala la sensación de placer junto con el aire para llevar tu clímax al área del cuerpo que desees.

LO QUE HAY EN TU MENTE

Tus pensamientos serán vitales para convertir tu experiencia en una gimnasia terapéutica o una sesión erótica divertida. Si tu interés es viajar a otros mundos o dimensiones, intenta entonces vaciar tu mente de todo pensamiento, concéntrate en sentir. Recorre tus músculos y tu piel reconociéndote, respira, respira y escúchate. Funciona ver el jardín u observar el viento. Si no logras vaciar la mente piensa en cosas hermosas: aquella tarde frente al mar, caminos boscosos, cumbres de montañas, cielos azules e infinitos. Mientras estimulas o acaricias tu vulva y tu clítoris imagina (siente) cómo tu vagina se va abriendo y cual vórtice va girando, más aprisa, conforme se acerca el orgasmo. Puede que tu vagina y matriz se conviertan en una caverna, déjate caer dentro. Si tu mente insiste en traer pensamientos como el pago del teléfono o surgen sensaciones de vergüenza o culpa es el momento de decirte cosas bonitas en voz alta o simplemente en tu cabeza: me amo, cómo me quiero mi amor, soy hermosa. Ponte un nombre cariñoso a ti misma, recuerda que te estás haciendo el amor, no es momento de resistirte a ti misma, ENAMÓRATE ¡ay, cómo te quiero, nena! Dite todo lo que te gusta oír. Estás contigo misma, no te restrinjas y si lo que quieres es una sesión bien salvaje pues regálatela sin pausa ni miedo. Luego en medio de una sesión de trabajo o a solas en tu escritorio, sonreirás para

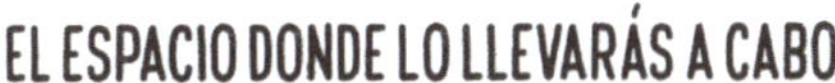

ti misma al recordar y volver a sentir eso hermoso que te provocaste y que es un secreto entre tú y tú. Si tu intención es atraer cosas a la hora del orgasmo, cimienta el camino al clímax con esos pensamientos positivos y esas oraciones previamente aprendidas que has creado como un menú a la carta. Si no eres clara en ordenar lo que deseas comer, el universo no sabrá cómo servirte la mesa.

EL ESPACIO DONDE LO LLEVARÁS A CABO

Si vives con más gente seguro te tocará usar el baño de la casa antes o después de ducharte. Así que consíguete una alfombra especial que puedes poner sobre el piso, ya sea para ponerte de pie sobre ella o acostada, como más te guste. Si tienes el privilegio de quedarte con toda la casa para ti misma por unas horas..., no lo dudes, lánzate a operarte encima de todos los muebles de la casa y siente cómo la cargas de tu maravillosa energía llena de placer y alegría.

Si te lo puedes pagar no dudes en regalarte un fin de semana romántico contigo misma, ve a un lugar hermoso, con vistas hermosas y hazte el amor junto a una copa de vino o tu coctel favorito. Baila frente al espejo, canta en voz alta, recorre el espacio provocándote un orgasmo por aquí y por allí. Y por último tu cama, claro, antes de dormir abre tus piernas, empújate hacia arriba y explota un par de veces en ese espacio que es tu nido.

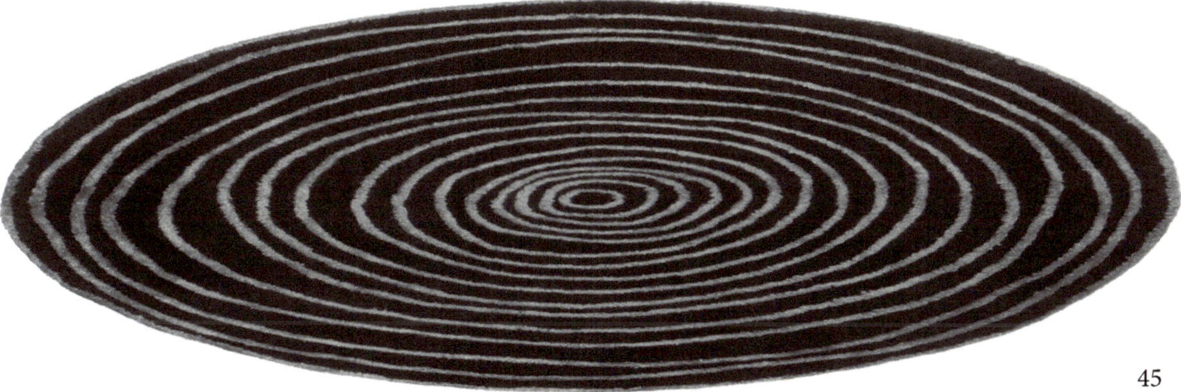

TU CUERPO PARA TU CUERPO

Hay vibradores, cremas, juegos eróticos, películas y todo es factible: la única a cargo eres tú y tu ilimitado deseo, pero nosotras queremos recomendarte que uses tus dedos, tu saliva y que reconozcas y explores tu olor y tu sabor. Ante el erotismo del juego date la oportunidad de potencializar tu cuerpo, mente y espíritu a través de orgasmos artesanales, ya sabes que lo ecológico está de moda y si la meta es elevar tu energía y alcanzar el Nirvana, el camino es la biología pura: piel con piel y saliva al encuentro del jugo vaginal. Luego lo que se te ocurra.

DISFRUTA EL PROCESO SIN OBSESIONARTE CON EL RESULTADO

Date tiempo, no tienes que complacer a nadie más que a ti misma. Lo maravilloso de hacerte el amor es que todo el camino cuenta no solo el final. Este puede empezar con cantarte a ti misma, con bailar frente al espejo, con tomar fotos de tu vagina para observarla bien. Hacerte cariño y masajearte todo el cuerpo con un buen aceite o una rica crema. Date la oportunidad de sentir despacio, de encontrar un ritmo que te guste, de experimentar el placer del estímulo, de girar tus caderas o presionar los músculos del cuerpo. Date amor y cuando menos te des cuenta el clímax va llegando, va llegando… y, y, yyyyyyyyyy explotaste… 😊 ¡Y vamos!, no es momento de ponerte tímida, empieza de nuevo, recuerda: una mujer puede tener un orgasmo detrás de otros sin pausa ni límites. No por nada nos han acusado de insaciables y libidinosas.

LA ESTRELLA DE MAR:

Sobre el piso o la cama asegúrate de que tu cuerpo no colinde o choque con nada, ni contra la orilla de la cama, ni con una colcha mal doblada. Estira bien todo tu cuerpo antes de empezar a operarte, extiende tus brazos, levanta las piernas, gira los tobillos, mueve el cuerpo sobre la cama, de un lado a otro, girando la cintura. Hazte consciente de las proporciones de tus extremidades, de tu cuello y de la extensión de tu columna, masajea tus manos y muñecas y mide mentalmente el diámetro de tus huesos. Luego de este pequeño reconocimiento abre las piernas, extiende el brazo de la mano que no usarás, colócala con la palma hacia arriba e intenta sentir la energía abriéndola y cerrándola un par de veces. Mientras te tocas y acaricias, tu cuerpo se irá tensando, tus pies se dispararán estirándose en punta, tu columna se arqueará todo lo que pueda, tu cabeza se levantará y tu barbilla terminará tocando tu pecho, al llegar al orgasmo la energía saldrá disparada a lo largo de tus extremidades y la columna. Tira la cabeza hacia atrás y permite que la energía fluya por tu rostro. Respira, recuerda inhalar y exhalar de una manera profunda.

BELLA FLOR:

En esta posición el orgasmo besa los dos hemisferios de
tu cerebro. Sobre la cama o el piso abre bien las rodillas,
deja los dedos de los pies hacia adentro para obligar a los
músculos de las piernas a tensarse de mejor manera.
Si no puedes inclinarte con facilidad hacia atrás para
permitir que tu pecho y garganta se estiren y se abran
hacia el frente, coloca unas almohadas o apóyate sobre
la cabecera si la hay. En este caso conseguimos
un pequeño banco, y estimúlate con la mano
derecha, el orgasmo llegará hasta el hemisferio
izquierdo. Hazlo con la mano izquierda y el
orgasmo llegará al derecho.

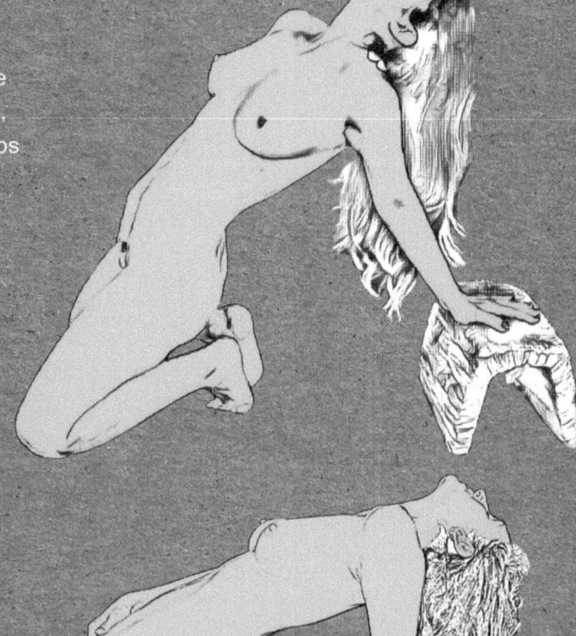

Usa los dedos índices y el de en medio en pareja.
El placer recorrerá todo tu frente: estómago,
esternón y subirá en línea recta a través del
canal en medio de tus senos, pasando
por la garganta hasta explorar en uno u
otro hemisferio. Mientras te estimulas
y alcanzas el clímax sentirás cómo
se abren los chacras del pecho y
la garganta. Al terminar te sentirás
alerta y despierta.

Este orgasmo te abrirá la percepción como una flor
tocada por el rocío de la mañana. Al explotar, la fuerza misma del
clímax puede que te empuje hacia delante con brusquedad, así que mide
el espacio para no chocar con nada que te lastime. Mientras te tocas recuerda
humedecer tus dedos con tu saliva todas las veces que sea necesario,
evita tocarte en seco, una vez tu vagina empiece a mojarse, usa ese
líquido para acariciarte. Lleva tus jugos a la boca para saborear
tu propio cuerpo. Luego del orgasmo quédate inclinada
hacia el frente en medio de tus rodillas para permitir que
la energía fluya a lo largo de tu columna vertebral.
Respira fuerte inflando tu vientre. Si estuvieras con tu
pareja, este es el momento para que él te penetre
por detrás y te provoque y alcance contigo
un segundo y potente orgasmo. Al inicio y
mientras te estimulas, en algún momento, tu
cuerpo sentirá la necesidad de hamaquearse
hacia el frente, así que continúa abriendo
las rodillas como tu cuerpo te lo permita.

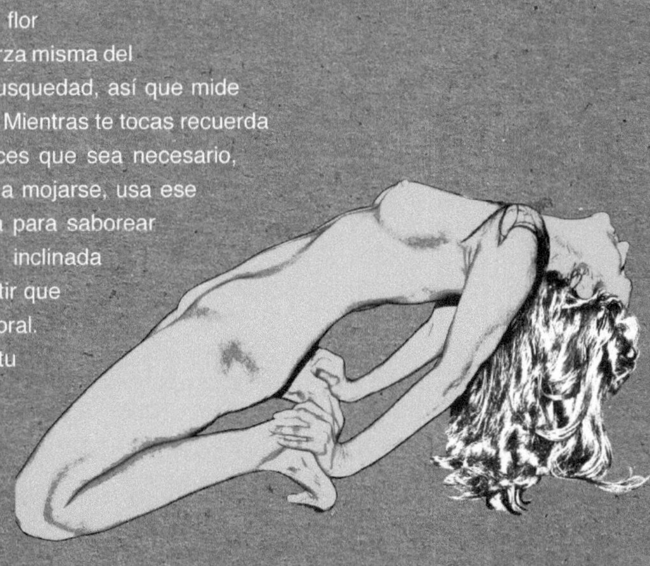

MARIPOSA O POSTURA EN OCHO

En esta postura, al igual que en la anterior, es recomendable provocarte un orgasmo con una mano y con la otra, humedécete bien y con solo el dedo de en medio recorre toda tu vulva dibujando ochos, pasa la punta del dedo por la orilla de la vagina y alrededor del clítoris ocho veces, y mientras lo haces murmura tus enunciados de poder. Las plantas de los pies deben estar cara a cara imitando un saludo budista con las manos, todo el peso del cuerpo recaerá sobre el filo de tus pies y bajo tus hombros y cabeza, y para que no te duela, si estás en el suelo coloca una almohada bajo pies y hombros para ayudar a tu cuerpo a tener libertad de arquearse sobre el filo de las plantas y la cabeza. Extiende tu brazo libre hacia atrás o hacia arriba y siente la energía en la palma de tu mano. Mientras estimulas tu clítoris con una mano, abre y cierra la otra en el aire para palpar mejor la energía de tu ambiente. Conforme se acerca el orgasmo, tu cuerpo se arqueará más y más. Visualiza que todo tu cuerpo es un ocho, y al llegar el orgasmo lanza el aire y la energía hacia fuera, y direcciónala hacia lo que deseas. Al terminar es posible que tu cuerpo quiera colocarse en posición fetal o estirarse como una estrella, girar los tobillos y/o levantar las piernas

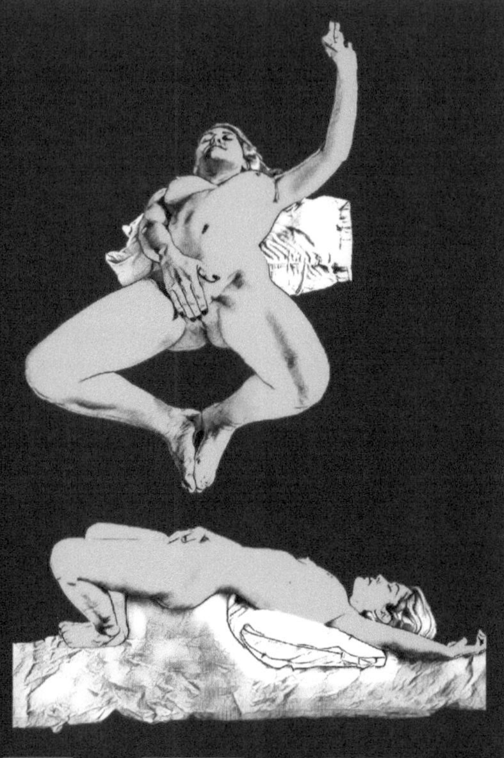

LA RANA, LA HAMACA O EL ARADO

Esta es la más fácil y común de las posiciones y estoy segura que la has hecho muchas veces incluso con tu pareja, ya que subir y abrir las piernas quedando sobre cabeza y hombros es como la posición que tu cuerpo busca naturalmente. Y los hombres, que saben ¡benditos ellos!, acostumbran levantar con las manos las caderas de las mujeres para hacerles sexo oral o penetrar.

Esta posición permite que tu vagina y matriz dilaten de una manera natural y el aire fluye con libertad al hacerlo. Si él te está haciendo sexo oral dile que no te meta ni el dedo ni nada dentro de la vagina, por un momento que solo estimule el clítoris, mientras tu sexo va despertando y reaccionando. Una

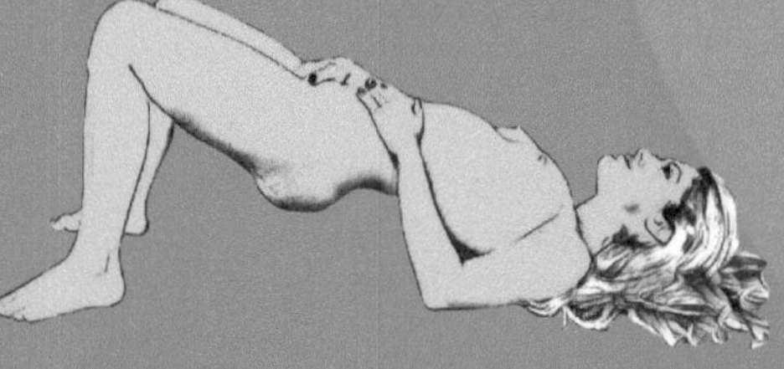

vez tu útero empiece a respirar y esté completamente mojado, será fantástico que él introduzca su lengua o su dedo y finalmente su pene cuando tú ya estás en el proceso del orgasmo, y así lo podrán vivir juntos.

 El nombre viene porque tu cuerpo puede hamacarse con facilidad de adelante hacia atrás sola o acompañada. Es una muy buena posición para tener un coito donde ambos pueden moverse con libertad, él te toma de las caderas y te acompaña en el ritmo.

El arado porque tus plantas de los pies deben estar firmes sobre la superficie que sea y mientras sube la presión y te acercas al orgasmo te cosquillarán y sentirás como a través de ellas te conectas con el todo. Y finalmente la rana encantada, porque cuando lo hago a solas, no sé porque, veo a veces como mis muslos y piernas se convierten en ancas de ranas ágiles y largas, y por un momento siento mis mucosas vaginales y labios como una hermosa boca besando el universo entero. Cuando es un hombre quien besa mis labios vaginales siento que nos embrujamos mutuamente. Él bebe de mis jugos y yo me abro para entregar la copa. Así, la primera vez que me pasó recordé el cuento de la princesa besando sapos esperando verlos convertirse en príncipes, así que al besar yo mi sexo (así sea a través de mis dedos) o que lo que haga otro con amor y devoción y alcanzar una explosión cósmica de dimensiones universales no puede dejar de verme como reina de la tierra y de mi vida. Y así esperamos, las autoras de este libro, que se vean todas ustedes mujeres maravillosas.

EL PORTAL O LA MESA:

Con las plantas bien ajustadas sobre el piso o de puntillas, como muestra la foto, usa la orilla de la cama o del sofá para dejar tu cuerpo lo más recto que puedas. Si te dan las fuerzas coloca la palma de la mano sobre el piso bien recta y sostente sobre el brazo y el hombro. Lo importante es que todo tu frente esté recto como una mesa y que te sientas como un portal, un campo físico capaz de atravesar, de cruzar, con su energía a los espacios sutiles del alma.

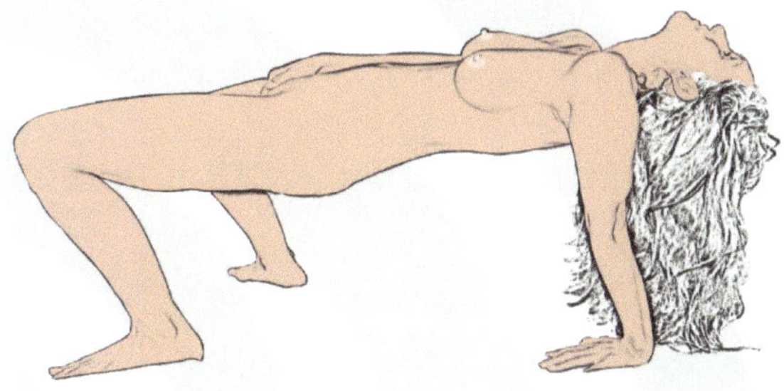

Al operarte balancea tu cuerpo de atrás para adelante, la presión irá creciendo en tus glúteos y espalda baja. Recuerda aspirar y expirar con la vagina, permite que se dilate con los movimientos y con el aire, trata de abrir las piernas más y más. Si te estás sosteniendo sobre el brazo y hombro, querrás terminar rápido, ya que la posición puede ser cansada; si aguantas, tómatelo despacio y recuerda visualizar agujeros negros que se van abriendo para desde allí crear lo que deseas. Luego del orgasmo procura estirarte, ponte de pie y luego intenta, con las piernas bien rectas, tocarte la punta de los pies. Permite que la energía se mueva por toda tu espalda cayendo hacia tu cabeza y brazos, y disfruta el movimiento del placer a lo largo de tu piel.

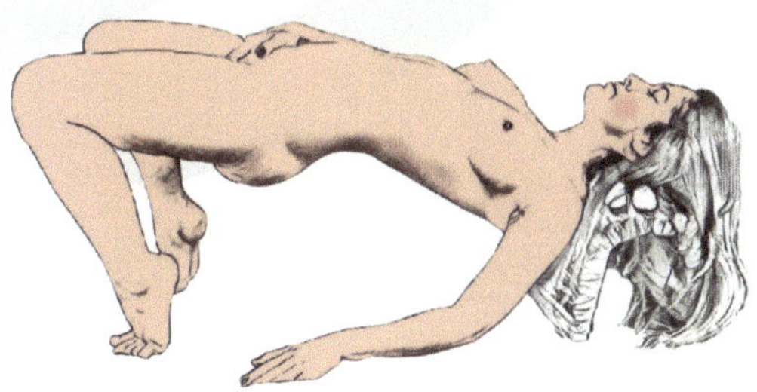

EL COLIBRÍ Y LA FLECHA

Este orgasmo búscalo luego de que hayas alcanzado ya dos o tres en otras posiciones más fáciles, a este orgasmo le llamo el bonus, el colibrí y la flecha. Bonus porque alcanzarlo es como cerrar tu sesión con broche de oro, colibrí porque te tocas como evocando las ágiles alas de un colibrí en vuelo, flecha por la velocidad en la que la energía se moverá de tus pies a la cabeza como un rayo recorriendo toda tu espalda. Colócate de pie y con ropa en línea recta paralela contra una pared o una puerta o cualquier cosa que pueda sostenerte. Inclínate como si fueras la Torre de Pisa casi cayéndote y muy recta. El brazo y mano que te sostendrán extiéndelo por encima de tu cabeza. ¿Sientes cómo se ha tensado todo tu cuerpo? !Si!, estas usando todos tus músculos para sostenerte en esta posición, intercala tus brazos, prueba con uno y otro, así también intercalarás la mano con la que te estimulas. Te tocarás por encima de la ropa, y casi ni te tocarás, es como un leve siodo pero vigoroso aleteo. Usa los cuatro dedos alineados uno al lado del otro y sacúdelos con firmeza y con libertad sobre tu vulva. Respira aspirando el cosquilleo que despiertas en tu sexo, siente cómo se dilata la vagina, como un canal abierto, respira a su propio ritmo. Visualiza la energía subiendo por la punta de tus pies o las plantas enteras, si las tienes colocadas firmes sobre el piso, jalando fuerza y sabiduría desde el centro de la tierra, visualízate árbol de raíces profundas. No desistas, así no alcances el orgasmo, la energía que estás despertando y moviendo dentro de tu cuerpo permanecerá contigo y es un excelente ejercicio que te hará sentir y estar en forma.

EL JINETE

En esta posición, de pies firmes o de puntillas, cuando te toques puedes levantar una mano como quien monta un toro o un caballo en un jaripeo, juega a moverte, balancéate, siéntete libre y ríete contigo misma, gesticula, grita ¡ajuuuuaaaa! ¡estoy montando el mundo!, mírate en el espejo, que bello y hermoso que es tu cuerpo. En esta postura puedes inclinarte tanto o tan poco como puedas, o quieras, puedes recurrir a una pared para sostenerte desde la coronilla de la cabeza. Tú eres el jinete, ese que está en control de su vida y de su cuerpo. Acaríciate visualizando cómo la energía y el placer se extienden por tu cuerpo como una enredadera de nervios, músculos y órganos todos entrelazados entre sí. Recuerda decir tus oraciones de poder: soy capaz, mis hijas podrán abrirse camino en el mundo, alcanzo mis objetivos y visualízate haciéndolos, cuidado con lo que pides que el universo seguramente te lo dará.

Una vez que el orgasmo se desate dispáralo desde tu matriz allí donde quieres que llegue, siente el chorro de energía que sale de tu cuerpo, arrójalo con intensión y amor a donde lo necesites. Cuando el orgasmo vaya llegando asegúrate de inhalar con él, desde el inicio, y luego exhalar con fuerza ya casi terminando, empujando el aire desde el estómago hasta el útero y luego afuera. La energía del orgasmo te pateará hacia atrás, por un segundo, primero, obligándote a abrirte de pecho, aprovecha a abrir los brazos como si fueran alas, e inmediatamente te tirará hacia el frente. Vete hacia el suelo si lo necesitas, ponte en cuclillas o dóblate por la cintura y disfruta de las olas de placer que estarán caminando por debajo y por encima de tu piel.

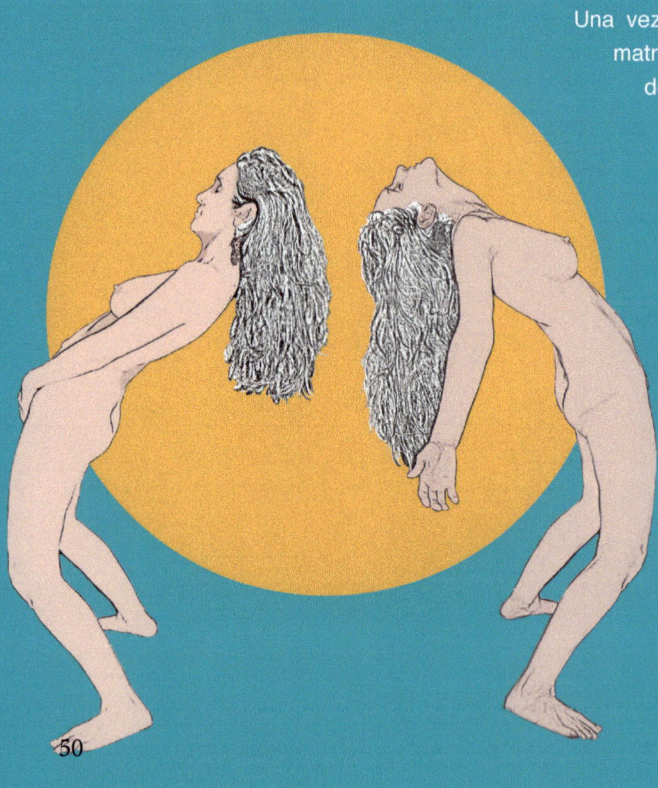

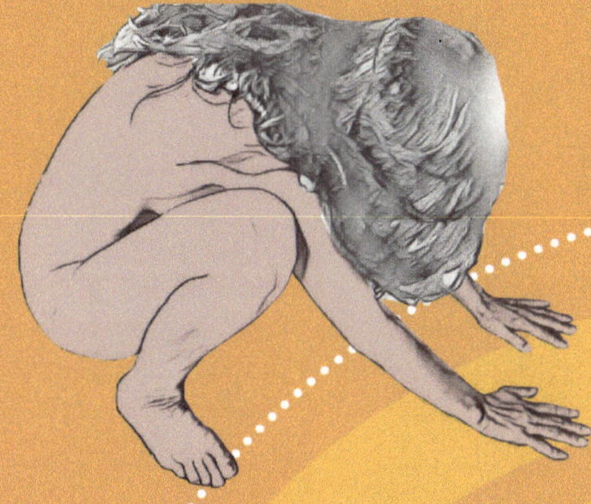
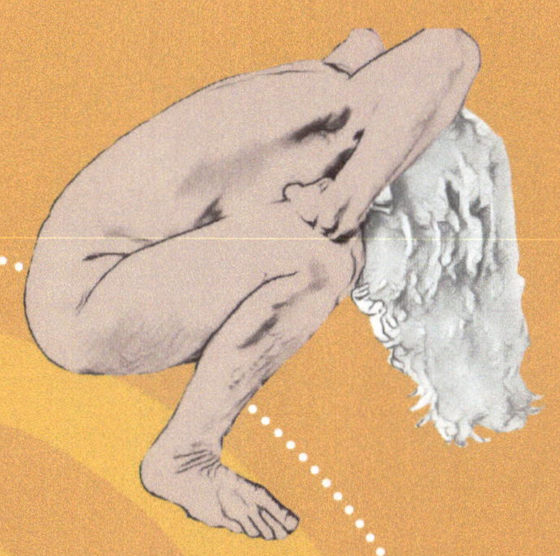

LA
POSTURA
UNIVERSAL

Luego de tus sesiones amorosas contigo misma te recomendamos permanecer en esta postura tanto tiempo como gustes, un minuto o mucho rato, date tiempo para percibirte. A tu cuerpo déjalo ser sin ningún objetivo más que estar. Huele lo que viene de adentro de ti, oye tu corazón, saborea lo que hay en tu boca, solo permanece y se. No por nada las mujeres en los lugares donde no hay médicos, ni iglesias que les dijeran que debían parir en la cama y acostadas, paren en cuclillas. Si una mujer está sola y va a dar a luz se pondrá de esta manera, ya que no hay nadie que reciba la vida que está pariendo y debe ser ella quien la tomé antes de caer al suelo. Inclinarse hacia el suelo, en medio de las piernas bien abiertas y concentrase en la vagina, el útero y lo que pasa entre ellos, la tierra y el viento es una experiencia que debes descubrir por ti sola sin que pongamos ideas en tu cabeza. Si no logras llegar porque te caes, ayúdate con un sofá, silla o pared que te sostenga por la espalda. Abre bien las piernas, inclínate si puedes hasta tocar el suelo, si no deja las manos extendidas hacia el frente tocando el aire. Luego coloca las manos sobre las rodillas o los muslos y siente cómo se abren los omóplatos, esos brazos bien podrían ser alas. Desde adentro de nosotras, las mujeres, se riega la vida entera, se riega el mundo, porque desde adentró de cualquier mujer, más allá de gente, nacen las galaxias y las más creativas ideas... es solo que te des la oportunidad de descubrirlo. Y recuerda: no estás obligada a ser madre, no estás obligada a crear nada, tu sexualidad y tus órganos sexuales pueden tener una finalidad tan simple y tan única como generar placer, belleza o tormentas, tú decides.

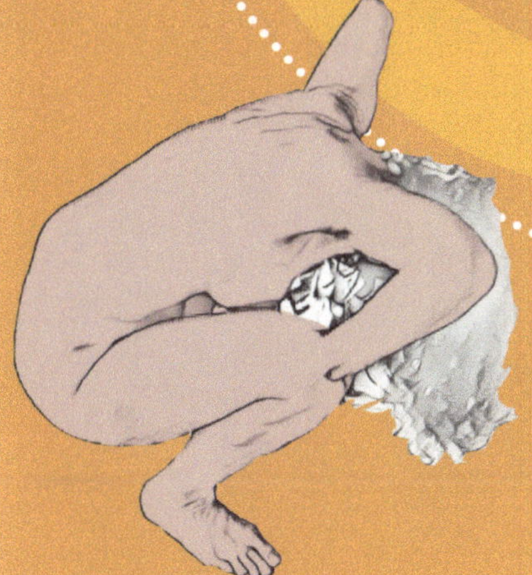
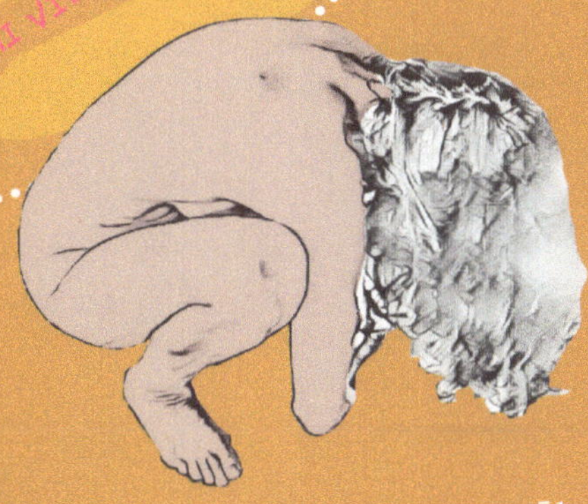

Mientras escribíamos este manual-libro, muchas cosas pasaron... Es maravilloso comprobar que cuando te propones poner por escrito algo, pareciera que el vientre o el cosmos, como quieras llamarlo, se activa ante esta especie de frecuencia con la que conectas, al llevar de lo abstracto a lo concreto un puñado de ideas y experiencias.

YO, LISSA

Como en todas las relaciones. siempre hay momentos de tensión y puntos de vista diferentes. Eso es lo enriquecedor de interactuar, por eso se dice que en las relaciones de pareja uno siempre escoge lo que le hace falta desarrollar. Pues quiero compartir un momento tenso entre Silvia y yo, los que nos conocen no les sorprenderá, y algunos hasta podrán decir que era de esperarse. ¿Por qué?, porque las dos tenemos una personalidad fuerte y pasión por la vida, pasión que nos lleva a defender nuestro punto de vista con uñas y dientes 😊. Una tarde en la que trabajábamos caímos en una discusión y nos enredamos en un tema, no vale la pena explicar el tema en cuestión. El aprendizaje fue que las dos tenemos historias diferentes, y que ambas respetamos esas historias, porque tenemos el mismo aprendizaje que es el de aprender a amarnos a nosotras mismas primero y de lo hermoso que es ser mujer.

YO, SILVIA

Junto a las primeras charlas para hacer el libro, en conjunto, con Lissa llegó un nuevo amante a mi vida: un macho de 1.94 con cuerpo de atleta, diez años más joven, en pleno apogeo sexual y carisma, con un harem personal a su disposición que me llevó a terminar de romper mis barreras mentales en cuanto a la edad y mi recién "envejecida" apariencia. Apareció frente a mí bailando, se movía como una llama de fogata gitana, una noche en medio de mi crisis existencial como madre de tres adolescentes que no resultaron como imaginé, a las que amo infinitamente, y a las que debo aprender a soltar para que hagan su propio proceso de tomar las riendas de sus vidas. Llegó justo esa noche en que bailaba sola despidiéndome en paz de las relaciones, había decidido no conformarme con nada que no fuera exactamente lo que quería, para entrar a mi escogida solitud y dedicarme a las matemáticas, al amor conmigo misma y a escribir.

El amante trajo con él nuevas aventuras y a la modelo que valientemente posó para las fotos que acá se convirtieron en ilustraciones, una chica sexy, libre, amable e inteligente que me dio esperanza para las nuevas generaciones femeninas. Me llegué a sentir tan segura mientras seleccionábamos la información para compartirles en este escrito que alcancé el valor para operarme frente a mis antiguas compañeras de colegio, en una demostración física de cómo se hace. Tocarme frente a mujeres tan íntimas y de quien conozco sus miedos y sus maneras de pensar fue un gran logro, gracias amigas por existir y acompañarme en mis locuras. Una gran mayoría de hombres se enseñan desde niños y sin tapujos sus penes unos a otros. Primero compiten en grupos a ver quién orina más lejos, luego en la adolescencia quien termina más rápido o eyacula con más fuerza. Les ponen nombres a sus órganos sexuales y le hablan al pene mientras se arreglan frente al espejo, nosotras mujeres ni siquiera nos ponemos un espejo entre las piernas, mucho menos mostrarnos las vaginas unas a otras. Nuestro sexo es el gran misterio. Alguien puede decir que soy una degenerada, yo quiero decirles que estoy luchando por quitarme todos los velos y romper todas las barreras aprendidas y heredadas y que al hacerlo espero poder ayudar a otras mujeres a lograrlo. Mientras fui soltando, cosas nuevas fueron llegando y cuando íbamos a la mitad de crear el manual, aparte de pelearnos con Lissa y no darnos por vencidas de poder hacerlo juntas,

conocí a un historiador español con quien crucé un par de ideas frente al océano Pacífico en un día de playa. En media hora de charla me confirmó el dato histórico sobre la libertad sexual y de derechos que tenían las mujeres cataras en la Edad Media, único grupo religioso que alcanzó un estado igualitario y progresista, y una espiritualidad tan completa que ante el acoso de la iglesia y sus agresiones se entregaron ellos mismos a la hoguera. Al reconocer el fútil esfuerzo de enfrentarse con necios, morir no les dio miedo, vivir a medias, vivir sin libertad y bajo mentiras les pareció inaceptable.

El cuerpo es el templo donde antiguamente hombres y mujeres
a través del sexo retornaban al útero para encontrar dentro,
el yo sagrado, el de la persona y el de la tierra,
el útero que da vida a las galaxias y todo tipo de vida

apoc adargas al se oretú lE

Cuadro © Manolo Gallardo

TERAPIAS ALTERNATIVAS: DIOSAS, ARTE, DANZA, TAROT, RUNAS, NUMEROLOGÍA.

Ganó el premio al mejor programa radial en 1996 por abrir el espacio a temas tabú. Diplomada en life couching y yoga ha desarrollado sus propias técnicas en las que convina danza, tai chi y yoga. Es autora de los libros "Bruyyí, el Origen y la Guerra de los Colores" y "Los Cinco Anillos de Poder: mártir, puta, bruja, santa y virgen". Periodista, ecologista y trabajadora social, da capacitaciones sobre medio ambiente, empoderamiento personal y el uso del arte como herramienta para el desarrollo individual y social. Ofrece charlas, terapias y talleres proponiendo el sexo como camino a la sanación.

"Si sana una sanamos todas"

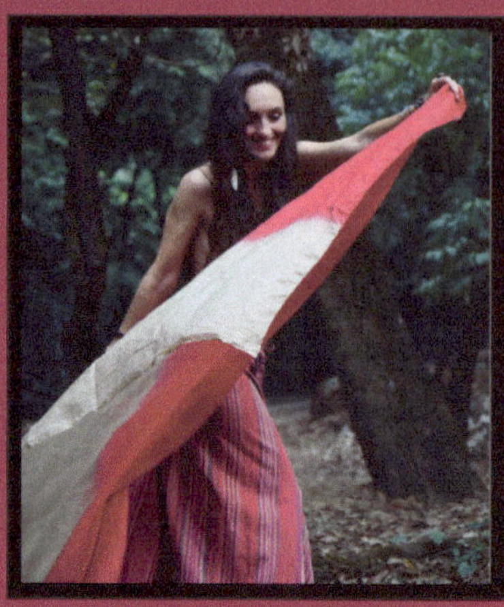

SILVIA MANSILLA MANRIQUE

Viajera incansable, estudió: culturas, magia, religiones, medio ambiente y sexualidad humana

Simansilla@gmail.com

BUSCADORA DE NUEVOS CAMINOS PARA EL DESARROLLO DE LA PLENITUD. CURIOSA, CRITICA POR NATURALEZA, AVENTURERA, ROMÁNTICA, APASIONADA POR LA VIDA.

Arquitecta, Coach, PNL, empresaria, emprendedora, oradora y escritora. Entrenada para la auto realización, el desarrollo del potencial humano, creatividad y genialidad, Salud y prosperidad. Desarrolló los programas "Viviendo en equilibrio" "Cerrando círculos con amor". Investigadora de las culturas ancestrales, especialmente Los Mayas, camino que la llevó a formarse como Aj'qij. En sus talleres comparte experiencias en la cual se ha sorprendido recibiendo más de lo que da. La escritura ha sido el jardín donde descansa, renovando sus energías y donde fluye su creatividad, conectando con otros mundos para crear cosas nuevas.

"El autoconocimiento es el camino a la felicidad"

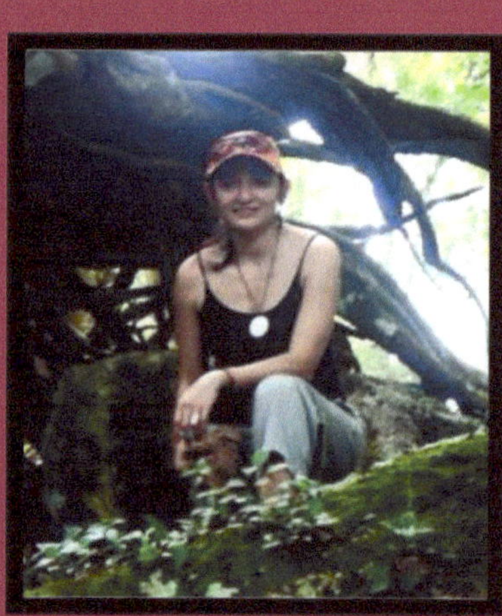

JULISSA CONTRERAS

Coach y master en PNL Certificiación por ISNS International Society of Neuro-Semantics

lissacv@gmail.com